Schluss mit Rauchen

Endlich gesünder leben und Geld sparen

Autor

Jozef Tesarik

1. Auflage

2021

Inhaltsverzeichnis

Der Mensch und die Sucht

Der Mensch und die Sucht sind seit Jahrhunderten eng miteinander verbunden. Die Evolution sorgt dafür, dass sich alle Lebewesen auf unserer Erde stetig weiterentwickeln und ganz neue Eigenschaften entwickeln, die den Organismus noch effizienter machen. Was sich dabei aber niemals maßgeblich ändert ist das menschliche Grundgerüst der Gene, Organe und Hormone. Ob wir nun Flügel entwickeln oder auf einmal unter Wasser atmen können ändert nichts an der Tatsache, dass wir trotzdem durch unser Erbgut, die Organe und die Hormone funktionieren. Die Hormone sind hierbei ein maßgebliches Steuerelement in unserem Körper. Diese Stoffe werden an verschiedenen Stellen, wie der Hirnanhangsdrüse oder Bauchspeicheldrüse gebildet und beeinflussen maßgeblich, ob wir uns gut oder schlecht fühlen. Wenn unsere Organe die Maschinerie des Körpers sind, sind unsere Hormone im Wesentlichen das Kommunikationssystem, welches überhaupt erst dafür sorgt, dass die einzelnen lebenswichtigen Bestandteile des Körpers so in Einklang gebracht werden, dass der Gesamtorganismus leben kann. Hormone sind das, was wir tagtäglich aktiv spüren. So sorgt das eher negativ konnotierte Hormon Cortisol beispielsweise dafür, dass wir uns gestresst und getrieben fühlen, während das sehr positiv konnotierte Hormon Serotonin für ein Hochgefühl und gute Laune sorgt. Dadurch, dass der Mensch, wie jeder andere Organismus auch, darauf getrimmt ist, sich möglichst so zu verhalten, dass der Organismus einen positiven Effekt davonträgt, sind die Hormone das naheliegende Mittel der Wahl. Mit der Entwicklung der Menschen hat sich über die Jahrhunderte herauskristallisiert, dass es im Leben nicht nur die Optionen gibt, sich zu ernähren und fortzupflanzen und dadurch zu überleben oder eben dies nicht zu tun und zu sterben. Zusätzlich kann man die einem gegebene Lebenszeit parallel zu allen lebenserhaltenden Aktivitäten auch noch schön gestalten. Inzwischen ist der Mensch soweit sich selbst die Frage zu stellen, warum er überhaupt lebt und für einen Großteil der Bevölkerung ist die richtige Antwort der pure Genuss und die möglichst schöne Gestaltung der uns gegebenen Lebenszeit. Wie praktisch, dass die Menschen über die Zeit herausgefunden haben, welche Möglichkeiten man ergreifen kann, um die eigenen Hormone so zu beeinflussen, dass man sich glücklich und grundsätzlich gut fühlt. So führte der erste Bau des Automobils beispielsweise im Laufe der Jahre dazu, dass diese rein nutzenorientierte Erfindung in Form von Rennwagen auf Rennstrecken in etwas umgewandelt wurde, was so direkt für niemanden einen Nutzen hat, aber Spaß macht. So ging es immer weiter und irgendwann erbaute man die ersten Freizeitparks. Man achtete darauf, dass der Weg mit dem Fahrrad oder Auto durch eine schöne Landschaft führt. Und sogar das heutzutage sehr präsente Multimedia-Angebot bringt nicht nur eine bessere Vernetzung und Kommunikation mit sich, sondern auch Entertainment. Der Mensch hat mit seiner Entdeckung der für sich positiv anfühlenden Dinge und Aktivitäten fast keinen Lebensbereich ausgelassen. Und dazu gehört auch die Aufnahme von Lebensmitteln oder jeglichen Substanzen, die den Menschen nicht direkt töten und irgendeine Art von positivem Effekt hervorrufen. Genau darum soll es in diesem Ratgeber gehen, genauer gesagt um das Rauchen und wie Sie sich mit den hier bereitgestellten Informationen wieder auf einen gesünderen Lebensweg ohne diese Art der Sucht bewegen können.

Rauchen – eine der größten Süchte der Gesellschaft

Wenn wir als Menschen besonders davon angetan sind, mit Lebensmitteln oder durch die Aufnahme von anderen Substanzen, die auch in den Bereich fallen, dafür zu sorgen, dass wir uns gut fühlen und einen Weg finden, der uns gefällt, ist das per se erst einmal überhaupt nicht schlimm. So gibt es Menschen mit bestimmten Ernährungsformen, weil diese beispielsweise sagen, dass Sie sich besonders gut fühlen, wenn das Essen auf dem Teller bunt ist und viele Nährstoffe enthält. Wieder andere essen jeden Tag ein Stück Kuchen, weil der Geschmack und das Ritual für einen richtigen Stimmungsbooster sorgen. Wenn der Konsum einer bestimmten verzehrbaren Substanz oder einer bestimmten Gruppe von Lebensmitteln aber zwanghaft wird, weil man das Gefühl hat, sich ohne diese Aufnahme nicht mehr gut fühlen zu können oder nichts anderes mehr die Unruhe im Geiste lindern kann, dann ist man in einen Suchtzustand gefallen, der sich langfristig negativ auf den Körper auswirkt. Der kurzzeitige Effekt ist das Hochgefühl und die erwartete gute Laune, auf die Sie schon hingefiebert haben, weil Sie genau wissen, wie gut Sie sich fühlen, wenn Sie dies oder jenes zu sich nehmen. Langfristig gesehen hat dieses Verhalten aber nur Nachteile für

Sie, weil Sie sich entweder einseitig ernähren oder Stoffe zu sich nehmen, die dem Körper eigentlich nur schaden, sich aber nicht so anfühlen. Neben Alkohol- und Zuckersucht ist auch das Rauchen eine der größten Süchte der Gesellschaft. Wahrscheinlich kennen Sie mindestens 3 Personen aus Ihrem näheren Umfeld, die rauchen und wenn Sie sich nun an dieser Stelle im ersten Kapitel befinden, gehören Sie womöglich auch dazu. Die erste gute Nachricht ist, dass Sie nicht allein sind und die zweite gute Nachricht ist, dass Ihr schlechtes Gewissen oder der Wunsch etwas zu ändern der erste Schritt zur Besserung sind.

Das Rauchen, worauf sich dieser Ratgeber bezieht, ist genauer gesagt das Tabakrauchen. Hierbei handelt es sich um die Inhalation des Tabakrauches, welcher durch das Glimmen von Tabak entsteht. Der Tabak wird in verschiedenen Formen, z.B. als Zigarillos, Shishatabak oder Zigaretten angeboten und kann auch in einer Pfeife geraucht werden. Besonders seitdem wissenschaftlich bewiesen werden konnte, dass das Rauchen an sich und auch das Passivrauchen gesundheitsschädlich ist, steht diese Sucht besonders im Fokus.

Auch eine Reihe von Statistiken zu dem Thema belegt, wie allgegenwärtig die Sucht besonders hier bei uns in Deutschland ist. Bis voraussichtlich 2025 wird der Anteil von Rauchern bei 26,2% liegen. Aktuell liegt der deutsche Bevölkerungsstand bei 83,1 Millionen Menschen. Das bedeutet, dass der Anteil von Rauchern bei 21,8 Millionen Menschen liegt.

Dies entspricht mehr als einem Viertel der Gesamtbevölkerung in Deutschland. Außerdem gibt es in Deutschland insgesamt fast 15 Millionen tägliche Raucher. Der Anteil an Menschen, die viel rauchen und nicht nur gelegentlich, ist also bemerkenswert groß. Eine weitere Statistik zeigt, dass der Absatz von versteuerten Zigaretten auch mit dem Verbrauch in Verbindung gesetzt werden kann. Im Jahr 2020 stieg der Absatz für versteuerte Zigaretten, die mithilfe von Steuerzeichen an die Tabakindustrie übermittelt wurden, auf fast 74 Milliarden Zigaretten. Trotzdem ist im Gesamttrend seit 2000 bis auf wenige Schwankungen ein allgemeiner Rückgang des Absatzes festzustellen.

Geschichte der Rauchsucht

Das Rauchen als Aktivität und auch der Tabak als zu sich genommene Substanz existieren schon seit einer sehr langen Zeit. Die ältesten Nachweise über das Rauchen sind Darstellungen von rauchenden Priestern der Maya, die sich auf 600 bis 500 v. Chr. datieren lassen. Zu dieser Zeit und auch im altamerikanischen Kulturraum wurde das Rauchen ursprünglich nicht als Genussmittel angesehen, sondern vorrangig rituell betrieben. Kolumbus gab mit seiner Entdeckung von Amerika bereits 1492 den Anstoß dafür, dass Einheimische den heutigen Kuba-Tabak konsumierten. Nur 5 Jahre später gab es bereits die ersten Berichte über Tabakpflanzen im europäischen Raum. Hier muss man aber zwischen der reinen Tabakpflanze und dem fertigen Tabak unterscheiden. Die Tabakpflanze gab es bereits früh in den europäischen Gefilden. Das Vorkommen des fertigen Tabaks an sich wurde aber erst sehr viel später dokumentiert. Trotzdem vermutet man, dass europäische Kulturen bereits vor dem Überschwappen der amerikanischen Tabaksorten auf Pflanzen zurückgriffen, um diese zu rauchen. In diesem Kontext spielt beispielsweise die Verwendung von Lavendel eine Rolle. Nachdem das Rauchen im 16. und 17. Jahrhundert eine eher unbeliebte Phase hatte und man in manchen Herrschaftsgebieten sogar mit dem Tod bestraft wurde, war das Rauchen ab dem 19. Jahrhundert wieder stärker sozial anerkannt und dekorierte sogar gewisse gesellschaftliche Ränge. Erst 1962 konnte in einer epidemiologischen

Studie bewiesen werden, dass es einen Zusammenhang zwischen dem Rauchen und einem erhöhten Risiko von Lungenkrebs und koronaren Herzkrankheiten gibt.

Heutzutage wird Tabak entweder in Pfeifen geraucht oder auch sehr oft in Form von Zigaretten oder Zigarillos. Hier wird der fertig gemischte Tabak in ein Blättchen eingerollt, ein Filter davorgesetzt, die Enden des Blättchens kurz verklebt und schon hat man eine fertige Zigarette. Wer sich die Arbeit nicht machen möchte, kann sich die Zigaretten sogar bereits fertig in einer Schachtel von der Marke seiner Wahl kaufen und muss sich nicht einmal Gedanken darüber machen, wie die Tabakpflanze nun zum letztendlich rauchbaren Tabak wurde. Auch heutzutage setzt sich in manchen Kulturen immer noch der Kau- oder Schnupftabak durch. Diese Arte des Konsums sieht man aber besonders in Deutschland deutlich seltener. Hier ist die Zigarette immer noch der Spitzenreiter, wenn es um die Art des Tabakkonsums geht. Zu historischen Zeiten wurde außerdem ein Auszug als Klistier verwendet, was aber heute der Geschichte angehört und nicht mehr aktiv praktiziert wird. Der Ursprung von Tabakkonsum ist in Amerika zu lokalisieren. Dort wurde damals aber noch nicht so geraucht wie heutzutage. Man zupfte die Tabakblätter von der Pflanze ab, machte eine Mischung aus 50/50 Tabakblättern und Kalk und kaute die Mischung dann im Mund. Auf den karibischen Inseln trocknete man die Tabakblätter, verarbeitete diese zu einem Puder mit ebenso 50%

Tabakanteil und schnupfte dieses dann. Auch kam es vor, dass Tabakblätter zu einer Flüssigkeit eingekocht wurden, welche man dann gemeinsam trank. Erst in Nordamerika fing man an, sich kleine Schilfröhrchen, Ton, Stein oder Holz zu Hilfe zu nehmen, um eine pfeifenähnliche Form zu erstellen. Der ursprüngliche Nutzen des Rauchens war aber die Räucherzeremonie, bei der damalige Medizinmänner rauchten, um ein Rauchopfer abzugeben. Das Rauchen war also zu früheren Zeiten auch stark mit dem Glauben verbunden. Nachdem Columbus dafür gesorgt hatte, dass die Tabakblätter auch Kuba erreichten, entwickelte sich hier für kurze Zeit die wohl gefährlichste Art des Tabakkonsums. Einheimische steckten sich die Blätter der Tabakpflanze frisch gepflückt in den Mund, zündeten diese an und ließen den entstehenden Rauch im Mundraum einfach die Speiseröhre herunterlaufen. Es ist die Rede davon, dass diese Menschen den Rauch damals tranken und dieser nicht direkt eingeatmet wurde. Wahrscheinlich ist das Nikotin im Rauch dann durch Schleimhäute im Verdauungssystem in die Blutbahn gelangt.

Was den Tabak zur Sucht werden lässt

Der Tabak, welcher in Zigaretten, Pfeifen und Zigarillos verarbeitet wird, enthält Nikotin. Diese Chemikalie, welche aus der Tabakpflanze stammt, hat eine beeinflussende Wirkung auf die Psyche und den Körper des Konsumenten. Das Nikotin kann einerseits belebend aber auch beruhigend wirken und ist der wesentliche Faktor dafür, dass das Rauchen an sich zur Sucht wird. Man ist also nicht direkt von dem Tabak oder der Aktivität des Rauchens abhängig, sondern vor allem von den Wirkungen, die die enthaltene Chemikalie Nikotin mit sich bringt. Diese Chemikalie löst dann eine Sucht aus, wenn die biologischen Faktoren im Körper angesprochen werden und es nicht mehr nur um den psychologischen Effekt des Rauchens geht. Zu Beginn erfährt man beim Rauchen nämlich keine positiven Effekte und fängt vielleicht zunächst nur an, um Unsicherheiten zu überspielen oder weil man dazu gehören möchte. Sobald das natürliche Belohnungssystem im Gehirn durch Nikotin beeinflusst wird, entsteht die körperliche Abhängigkeit beim Rauchen. Grundsätzlich ist das Belohnungssystem unseres Körpers nichts Schlechtes, sondern sogar lebenswichtig. Es teilt uns beispielsweise mit, dass es positiv ist, Nahrung aufzunehmen, damit wir überleben können. Um zu erfahren, dass diese lebenserhaltende Maßnahme gut für uns ist, wird der Botenstoff

Dopamin ausgeschüttet. Dopamin ist ein Neurotransmitter, also ein Botenstoff unseres Nervensystems und ist auch besser bekannt als das Glückshormon. Die Ausschüttung von Dopamin geschieht immer, wenn das Gehirn eine bestimmte Handlung als überlebensdienlich oder allgemein positiv bewertet. Die Ausschüttung des Dopamins sorgt dann für eine gesteigerte Motivation und gesteigerten Antrieb. Daraufhin speichert unser Gehirn diese positiv konnotierte Handlung als angenehm ab. Suchterzeugende Mittel, zu denen auch das Nikotin beim Rauchen gehört, sorgen für eine verlangsamte Wiederaufnahme von Dopamin. Dopamin wird also freigesetzt, wirkt durch die Freisetzung und wird dann von anderen Nervenzellen wieder aufgenommen, sodass sich die Wirkung einstellt. Suchterzeugende Mittel hemmen die Wiederaufnahme des Dopamins aber ab, sodass dieses länger in der wirkbaren Form verbleibt und dadurch sogar bis hin zu Euphorie führen kann. Dieser Mechanismus sorgt aber langfristig dafür, dass die Rezeptoren für Dopamin durch die Überstimulierung abstumpfen und man eine immer größere Menge oder stärkere Wirkung erzielen muss, um den gewünschten Effekt des Botenstoffes zu erlangen. Neben dem positiven Effekt des Nikotins durch die Beeinflussung des Dopamins wird zusätzlich die Aufmerksamkeit gesteigert und sorgt für eine größere Stresstoleranz. Zusätzlich wird das Hungergefühl vermindert und der Aggressionspegel gesenkt. Neben der rein körperlichen Abhängigkeit können Sie also auch durch die psychische Abhängigkeit in die Falle tappen und möchten immer wieder eine Zigarette rauchen, um diesen speziellen mentalen Zustand hervorzurufen.

Was letztendlich beim Raucher ankommt ist der Rauch, welcher neben vielen anderen Inhaltsstoffen auch das so süchtig machende Nikotin in den Körper transportiert. Eine genaue Auflistung der Zusammensetzung von bestimmten Marken ist nicht verfügbar, jedoch weiß die Wissenschaft inzwischen, was sich grundsätzlich in Zigaretten befindet und wie sich diese Zusammensetzung und die Konzentrationen im Rauch dann auf die Sucht auswirken. Wahrscheinlich ist auch Ihnen bewusst, dass Zigaretten manipuliert sind und sich in dem Stäbchen, was Sie in der Hand halten, nicht nur reine Tabakblätter befinden. Diese Manipulation soll dafür sorgen, dass der Verbraucher von so wenig Zigaretten wie möglich süchtig wird. Alles darauffolgende sichert dann den Absatz durch die Sucht. Durch das Beifügen von Menthol kann man beispielsweise mehr und tiefer Rauch einatmen. Ohne diesen Zusatz ginge das nicht, weil das tiefe Einatmen zu schmerzhaft wäre. Es gibt viele weitere enthaltene Stoffe in einer Zigarette, die gefährlich und krebserregend sind. Aceton und Tuluol sind beispielsweise Stoffe, die man normalerweise in Nagellackentferner findet. Diese beiden Stoffe sind aber auch in Ihrer Zigarette enthalten. Das beigemischte Benzol, Methanol und Ammoniak finden sich normalerweise in Putzmitteln wieder. Aromatische Amine braucht man eigentlich für die Farbstoffproduktion

und Blausäure sowie Arsen sind wichtige Bestandteile in Rattengift. Benzopyren findet man auch im
Ofenrauch, Butan kennen Sie vielleicht aus Erdgas
und Erdöl und Zusatzstoffe wie Nickel, Cadmium
oder Blei gehören eigentlich in Batterien. Auch das
Formaldehyd aus Desinfektionsmitteln können Sie
in einer Zigarette finden und Hydrazin sorgt sogar
dafür, dass Anteile aus Raketentreibstoffen vorhan-
den sind. Zusatzstoffe wie Kohlenmonoxid und
Kohlendioxid im Rauch findet man normalerweise
nur in Verbrennungsanlagen. Das auch enthaltene
Methylisocyanat gehört zu den Insektenmitteln,
Naphthalin zu Mottengift und eine große Bandbreite an weiteren Zusatzstoffen wie Nitrobenzol,
Phenole und Schwefelsäure finden Sie in Zigaretten.
Sogar radioaktive Anteile wie Polonium 210 sind
enthalten und Sie finden auch 1,3-Butadien als
Grundstoff für Autoreifen oder Teer. Wie Sie feststellen, haben all diese Stoffe eins gemeinsam. Sie
sind eigentlich nicht für den Verzehr geeignet. Was
diesen Cocktail an schädlichen Stoffen aber augen-
scheinlich harmlos zu machen scheint, ist das so begehrte Gift Nikotin.

Von diesem süchtig machenden Gift verbrennen bereits fast 35% in der Glutzone. Die anderen 30% gelangen in den ungefilterten Hauptstromrauch und
40% des Nikotins befinden sich im Nebenstrom-
rauch. Bei ungefilterten Zigaretten gelangen bis zu
20% Nikotin in die Mundhöhle, während es bei ge-
filterten Zigaretten maximal 12% sind. Wenn Sie
jetzt beim Rauchen nicht nur paffen, sondern den

Rauch bis in die Lunge einatmen, wird 90% des Nikotins von der Lunge absorbiert, also aufgenommen. Geht man von den normalen Filterzigaretten aus, gelangen pro Zigarette ungefähr 0,104 mg Nikotin in den Körper. Die tödliche Aufnahmemenge von Nikotin liegt bei 50 mg. Ab dieser Menge ist die Vergiftung so extrem groß, dass es kein Zurück mehr gibt. Die Lunge nimmt das Nikotin extrem schnell auf, sodass die Aufnahme in Moleküle und Zellen nur 10 bis 20 Sekunden dauert und nach dieser Zeit auch schon das Gehirn erreicht wird. Das Nikotin stimuliert dort die Freisetzung von positiven Botenstoffen wie Endorphinen und Dopamin und sorgt für das entsprechend gute Gefühl. Die zugesetzten Stoffe einer Zigarette wie Zucker und weitere sorgen für eine Verstärkung dieser Reaktion und damit dafür, dass man schneller abhängig wird. Beim Rauchen bilden sich, je länger und mehr man raucht, immer mehr Nikotinrezeptoren, die gesättigt werden wollen und zur Abhängigkeit führen. Bei der Entwicklung der Sucht kommt es darauf an, wie viele Zigaretten pro Tag geraucht werden und wie der jeweilige Körper auf den Giftstoff reagiert. Menschen, die auch so schon ausgeglichen und glücklich sind, haben eine geringere Suchtgefahr als jene, die sich vom Rauchen eine Gemütsveränderung erhoffen. Außerdem kommt es darauf an, wie schnell das Nikotin vom Körper wieder abgebaut wird. Wird es schnell abgebaut, ist das Verlangen nach dem Gemütszustand größer, als wenn der Körper den Giftstoff eher langsam und kontinuierlich abbaut. Grundsätzlich gilt aber, dass schon eine Zigarette am Tag süchtig machen kann. Wenn täglich geraucht wird, macht der Giftstoff so oder so süchtig, egal wie viele Zigaretten geraucht werden. Ab 6 Zigaretten täglich ist die Wahrscheinlichkeit einer Sucht aber deutlich erhöht. Es kann also jeder süchtig werden und das mit nur einer Zigarette täglich. Wann die Sucht einsetzt, ist von Mensch zu Mensch unterschiedlich. Am Ende ist es aber nur eine Frage der Zeit.

Relevanz der Thematik

Es gibt einige statistische Belege und Zahlen, die noch einmal verdeutlichen, wie relevant und allgegenwärtig das Thema Rauchen in Deutschland ist. Laut der deutschen Krebsgesellschaft ist Rauchen in den Industrieländern die häufigste vermeidbare Todesursache und tatsächlich kann man beim Rauchen einen absteigenden Trend betrachten. Trotzdem rauchen immer noch Millionen von Menschen. Aktuell rauchen in Deutschland circa 10% aller Jugendlichen. Das ist eine stark rückläufige Zahl, jedoch muss man sich gleichzeitig vor Augen halten, dass es sich hier immer noch um Millionen von Menschen handelt, die dazu noch sehr früh mit dem Rauchen beginnen. In der Gruppe der jungen Erwachsenen, also in der Altersgruppe von 18- bis 25-jährigen, raucht immer noch jeder Dritte. Dazu ist zu sagen, dass ungefähr ein Drittel aller Raucher nur gelegentlich raucht und knapp 24% täglich. Die 24% der täglichen Raucher fallen in die Kategorie, die am Tag bis zu 10 Zigaretten konsumiert. Hierbei sind eher die jungen Menschen Gelegenheitsraucher und je weiter man die Altersspanne hochklettert, desto mehr finden sich die täglichen Raucher. Wenn man den Altersanstieg und das Rauchverhalten betrachtet, zeigt sich außerdem, dass neben dem häufigeren Rauchen auch der hohe Konsum bei Männern im Vergleich zu Frauen stärker ausgeprägt ist. In jüngeren Altersklassen gibt es zwischen den Geschlechtern keine nennenswerten Unterschiede. Neben dem Geschlecht scheint auch der soziale Status Einfluss auf das Rauchverhalten zu haben. Es hat sich über die Jahre herauskristallisiert, dass in sogenannten niedrigeren sozialen Schichten mehr Menschen rauchen, als in höheren sozialen Schichten. Neben den aktiven Rauchern gibt es auch die Passivraucher, welche selbst nicht rauchen, den Einflüssen durch Raucher aber teilweise unfreiwillig ausgesetzt sind. Trotz verabschiedeter Gesetze zum Schutz von Nichtrauchern kommen 22% der Frauen und 34% der Männer statistisch gesehen mindestens einmal in der Woche unfreiwillig in Kontakt mit Tabakrauch. Da bei fast der Hälfte aller Kinder und Jugendlichen bis 17 Jahre mindestens einer der beiden Elternteile raucht, kann man sich hier ausmalen, wie hoch die Passivrauchbelastung auch im jungen Alter ist.

Man müsste meinen, dass es in Deutschland bei den großen Zahlen an Rauchern und großen Zahlen in Statistiken allgemein eine Unmenge an verschiedenen Zigarettensorten für all die Menschen gibt, die fast täglich rauchen. Tatsächlich wird der Markt aber durch einige wenige Hauptmarken dominiert, die dann Unterkategorien wie mild oder extra stark einführen. So gibt es aus dem amerikanischen Raum die beiden Marken Marlboro und L&M. Die deutschen Anteile werden durch R1, Gauloises und West gedeckt. England steuert dann noch HB, Lucky Strike und Pall Mall zu. Diese drei großen Länderanteile umfassen gemeinsam allein schon 80% des

Marktes in Deutschland. Daraufhin folgt noch Japan mit Camel und Winston. Auf den ersten Blick gibt es also nur 10 große Sorten. Diese teilen sich aber wieder in diverse Unterkategorien auf, wobei beispielsweise jede Sorte die normale Variante, die starke und die milde mit einbringt und Produkte wie West dann auch noch eine Mentholsorte. Wenn man das hochrechnet, kommt man schon auf ungefähr 35 Sorten, die Sie standardmäßig an jedem Kiosk finden werden. Dann kommen noch diverse Sondersorten hinzu und vor allem auch die Sorten in Deutschland, die von Handelsmarken entwickelt wurden. Hier reihen sich Aldi, Edeka, Rewe, Netto, Penny, Kaufland und andere ein, die Ihre Eigenmarken entwickelt haben. Diese Handelsmarken gibt es dann aber nur im jeweiligen Geschäft zu finden und gehören nicht mit in das Angebot eines Kiosk. Wenn man dann eine ungefähre Hochrechnung anstellt, kommt man auf mindestens 50 verschiedene Sorten. Und den Rest der Tabakwand beim Kiosk füllt dann Feinschnitt in diversen Sorten, Verpackungen und Größen sowie Tabak für Pfeifen.

Warum haben Sie mit dem Rauchen angefangen?

Auch Sie haben wie viele andere Menschen höchstwahrscheinlich eine Tabaksucht, wenn Sie sich mit dem Thema auseinandersetzen. Heutzutage und mit einer schon längeren Suchtgeschichte können Sie sich sicherlich gut erklären, warum Sie rauchen. Einerseits sind Sie psychologisch abhängig und haben den Eindruck, dass Sie eine Zigarette in manchen Situationen unbedingt brauchen. Andererseits sind Sie zusätzlich durch die biologische Abhängigkeit des Nikotins förmlich gezwungen, das selbstschädigende Verhalten weiterzuführen. Wenn Sie sich nun aber einmal daran zurückerinnern, wie Ihre Geschichte mit dem Rauchen angefangen hat, kristallisiert sich heraus, warum Sie in diese Sucht gerutscht sind.

In den meisten Fällen wurde die Rauchsucht begonnen, weil es ein bestimmtes gesellschaftliches Gefüge gab, das Rauchen entweder akzeptiert oder sogar motiviert hat. Vielleicht hatten Sie zu früheren Zeiten eine Gruppe von Freunden, in der alle geraucht haben. Eventuell gab es auch bei Ihnen immer schon diese unbewusste Unterscheidung zwischen den coolen Menschen und den nicht so coolen Menschen. Diese gesellschaftlichen Implikationen werden oft durch bestimmte Attribute erreicht, zu denen unter anderem auch das Rauchen gehört. Wahrscheinlich wollten Sie also zu Beginn Ihrer

Raucherkarriere einfach dazugehören und das Rauchen war ein großer Faktor, der nicht unbeachtet bleiben durfte. Es kann auch sein, dass beispielsweise Ihre Familie immer schon geraucht hat. Womöglich ist das Rauchen für Sie etwas ganz Normales, Sie waren immer mit der Sucht konfrontiert und sahen das Verhalten mindestens zu Beginn Ihrer Sucht als selbstverständlich an. Da jeder rauchte und das Rauchen auch gesellschaftlich nicht verurteilt wurde, haben Sie das vorgelebte Verhalten nachgeahmt und sich nicht weiter Gedanken darüber gemacht.

Ein weiterer entscheidender Faktor, der viele Menschen in die Sucht treibt, ist nicht in erster Linie die Aktivität des Rauchens an sich, sondern die Tatsache, dass man etwas hat, an dem man sich festhalten kann. So wie manche Menschen beim laufen gerne ihr Portemonnaie oder ihr Handy in der Hand behalten, obwohl Sie dieses genauso gut in die Jacken- oder Hosentasche stecken könnten, fangen wieder andere an zu rauchen, weil man dann nicht mit buchstäblich leeren Händen dasteht. Sie kennen das Gefühl vielleicht auch, wenn man sich irgendwo aufhält und einem bewusst ist, dass man von weiteren Personen im Umfeld bewusst oder unbewusst angeguckt wird. Man denkt sofort unwillkürlich darüber nach, wie man gerade steht, wie man sich denn am besten hinstellen könnte und ist schnell der Meinung, dass man einen unbeholfenen Eindruck macht. Manche Menschen halten sich dann an dem

Riemen ihrer Umhängetasche fest, andere Menschen verschränken die Arme oder klammern sich an ein Erfrischungsgetränk und wieder andere greifen direkt zur Zigarette. In allen Fällen weiß man sofort, was man mit seinen Gliedmaßen anfangen kann, fühlt sich weniger unbeholfen und die Unsicherheit verschwindet fast gänzlich. Die Zigarette hat neben den anderen Optionen den zusätzlichen Vorteil, dass die Handlung und die typische Körperhaltung beim Rauchen als cool gelten. Sie schlagen also zwei Fliegen mit einer Klappe und überspielen Ihre eigene Unsicherheit, während Sie dabei auch noch cool aussehen. Vielleicht ertappen Sie sich ja gerade und merken, dass das eventuell einer der Gründe für Ihre jetzt bestehende Nikotinsucht sein könnte. Beruhigen Sie sich aber gerne mit der Tatsache, dass es sehr vielen Menschen genauso geht wie Ihnen.

Neben den bisher genannten Gründen spielen auch die Kommunikation und das entspanntere Lebensgefühl beim Rauchen eine Rolle. Oft werden unter Freunden interessante Geschichten erzählt und noch öfter wird auf Nachfrage dann gesagt, dass sich das Gespräch in der Raucherpause so ergeben hätte. Das gemeinsame Rauchen bringt nicht nur eine Art Erholung mit sich, in der man sich dem gewohnten Umfeld begründet nach draußen entziehen kann und dies als kleine Pause behandelt. Das gemeinsame Rauchen bedient auch den Faktor der Kommunikation in großem Maße. Außenstehende haben dann schnell das Gefühl, dass die wirklich interessanten Gespräche nur in den Raucherpausen zustande kommen und man wirklich etwas verpasst, wenn man nicht zu der erlesenen Gruppe dieser Menschen gehört. Um dieses Problem zu beseitigen haben Sie sich anfangs vielleicht einfach nur dazu gestellt und sich langsam an den Rauch gewöhnt. Dann kam es Ihnen nach einer Weile aber womöglich dämlich vor, sich in der Raucherecke aufzuhalten, ohne eine Zigarette zu rauchen und andere Faktoren, die für einen Start in die Sucht sorgen können, haben begünstigt, dass Sie dann doch mit dem Rauchen angefangen haben. Hier findet sich beispielsweise der Mechanismus wieder, die eigene Unsicherheit mit dem Halten einer Zigarette zu überspielen oder Ihnen wird sogar wiederholt eine Zigarette angeboten.

Grundsätzlich hat der Einstieg in das Rauchen fast ausschließlich gesellschaftsbedingte Gründe. Wer würde schon von sich aus und ohne Grund freiwillig ein kleines Stäbchen anzünden, dessen Rauch unangenehm riecht und in den Augen brennt und dann an dem Stäbchen ziehen, obwohl es nicht einmal schmeckt und bei den ersten Versuchen auch noch Vergiftungserscheinungen wie Schwindel und Übelkeit hervorruft? Wenn Sie den ersten Schritt gemacht haben und gegen den Willen Ihres gesunden Menschenverstandes und trotz Abwehrreaktionen drangeblieben sind, setzt langsam die biologische Abhängigkeit ein und der Grund des Rauchens ver-

schiebt sich langsam von der gesellschaftlichen Be-
gründung Richtung Zwang. Nun sind Sie vom Nikotin abhängig und möchten aus eigenen Beweggrün-
den und um den gewünschten Effekt zu erreichen,
rauchen.

Auswirkungen des Rauchens

Da nun näher erläutert wurde, worum es sich beim Rauchen grundsätzlich handelt, welche Beweggründe dahinterstecken und wie vielschichtig eine Sucht sein kann, widmen sich die folgenden Unterkapitel nun dem Themenbereich der Auswirkungen des Rauchens. Wenn Sie sich in der Sucht befinden und dem Nikotin auf die eine oder andere Art verfallen sind, hat das weitreichende Auswirkungen auf viele Aspekte Ihres Lebens. Neben den besonders oft thematisierten Auswirkungen im gesundheitlichen Bereich, werden hier auch die finanziellen sowie lebenszeitlichen Aspekte näher beleuchtet. Zudem findet auch Ihr direktes Umfeld hier eine Stimme, der Gehör geschenkt werden sollte.

Finanzielle Auswirkungen

Wie Sie wissen, hat jede Sucht ihren symbolischen Preis der sich über verschiedene Lebensbereiche wie das Sozialleben oder die Gesundheit erstrecken kann. Jedoch ist der Preis für die meisten Süchte ebenso wortwörtlich zu nehmen. Es gibt weltweit um die 200 Sorten allein nur für Zigaretten, wobei Tabaksorten für Pfeifen oder Shishatabak noch gar nicht mit eingerechnet sind. Da der Anteil an Rauchern in den letzten Jahrzehnten stetig rückläufig war und man vermutet, dass dieser Trend auch in den nächsten Jahren fortgesetzt werden wird, müsste man annehmen, dass es bereits extreme Umsatzeinbrüche in der Tabakindustrie gibt. Theoretisch ist dieser Gedanke vollkommen logisch, es kommen jedoch einige weitere Faktoren hinzu, die die Umsatzeinbrüche etwas abbremsen. Trotzdem ist ein stetiger Umsatzrückgang zu verzeichnen. Der Verkauf von Zigaretten macht in der Tabakindustrie immer noch den größten Umsatzanteil aus, auch wenn die Zigarettenabsätze in den letzten Jahren gesunken sind. Dieser Abwärtstrend wird mit mäßigem Erfolg durch den Verkauf von Feinschnitt aufgefangen. Zudem befindet sich die Tabakindustrie bisher in keiner extremen Finanzkriese, weil die Steuer auf Tabakwaren regelmäßig angehoben wird. Die Tabaksteuer hat so einen großen Einfluss auf diese Industrie, dass die allgemeinen Umsätze in den letzten Jahren durch die extreme Versteuerung sogar einen leichten Anstieg verzeichnen konnten.

Die Deutschen geben für Tabakwaren allein in einem Jahr durchschnittlich 30 Milliarden Euro aus. Bei diesen Zahlen spielen die Handelsmarken im Vergleich zu anderen Industriebereichen eine kaum nennenswerte Rolle. Handelsmarken sind durch Einzelhandelsunternehmen entwickelte Eigenmarken bei Tabakerzeugnissen. Würden Sie also beispielsweise bei Rewe den Feinschnitt von „ja!“ kaufen, hätten Sie sich für eine Handelsmarke entschieden. In Deutschland gibt es im Einzelhandel allein um die 2350 Unternehmen mit Tabakwaren im Angebot. In diesen Unternehmen werden im Jahr ungefähr 9 Milliarden Zigaretten von Handelsmarken verkauft und 63 Milliarden Markenzigaretten. Somit liegt der jährliche Gesamtabsatz von Zigaretten in Deutschland bei ungefähr 73 Milliarden. Mit einem Durchschnittspreis von knapp 31 ct pro Zigarette können Sie sich ungefähr vorstellen, wie viel Umsatz allein nur mit dem Verkauf von Zigaretten gemacht wird. Wenn Sie davon ausgehen, dass der Durchschnittspreis der Zigarettenpackung, die Sie bevorzugen, bei ungefähr 7€ liegt, ergeben sich Summen, die nach ein paar Jahren gut und gerne einen neuen Kleinwagen finanzieren können. Wenn Sie pro Tag bei einem Verbrauch einer halben Packung Zigaretten liegen, ergeben sich bereits monatliche Kosten von 105€. Im Jahr bezahlen Sie dann also ungefähr 1.260€ nur für Ihre Sucht. Für viele Menschen ist das mehr als ein ganzes Monatsgehalt. Wenn Sie nun zu der Konsumgruppe gehören, die eine Packung am Tag verraucht, haben Sie bereits die doppelten Kosten und in einem Jahr um die

2.500€ verraucht. Würden Sie das Geld, was Sie täglich in Ihre Sucht investieren, beiseitelegen, hätten Sie bei einer Schachtel Verbrauch am Tag nach 10 Jahren bereits 25.000 € zusammen. Wenn Sie sich selbst zu den Kettenrauchern zählen und eventuell bis zu zwei Packungen pro Tag rauchen, hätten Sie nach 10 Jahren 50.000 € erspart. Wenn Sie nun eine Markensorte wählen, die mit dem Preis pro Packung noch über dem Preis in der Beispielberechnung liegt, verbrennen Sie mehrere Urlaube, neue Autos oder Smartphones und investieren dafür Unsummen in eine längere Wirkzeit des Dopamins in Ihrem Körper. Hier wird einmal mehr deutlich, wie viel Macht eine Sucht besitzen kann, dass man Abertausende von wahrscheinlich hart erarbeiteten Euro in eine Substanz investiert, die einem ein kurzes Hochgefühl gibt, aber dann auch schnell wieder abflacht.

Die Tabaksteuer

Die Tabaksteuer scheint, wie von Ihnen vielleicht schon vermutet, einen großen Einfluss auf den Umsatz in der Tabakindustrie, aber auch auf die Kosten zu haben, die der Verbraucher tagtäglich in Kauf nehmen muss, um das begehrte Nikotin zu erhalten. Die Tabaksteuer ist nicht nur eine Verbrauchersteuer, sondern auch eine indirekte Steuer. Bei einer indirekten Steuer sind der Steuerschuldner, also die Person, die die Steuern schuldet, und der Steuerträger, also die Person oder die Industrie, die die Steuer wirtschaftlich trägt, nicht identisch miteinander. Die auferlegte Steuer wird bei diesem Vorgehen förmlich auf andere Personen abgewälzt und nicht selbst getragen, obwohl es ursprünglich so gedacht war. Neben der Tabaksteuer zählen beispielsweise auch die Umsatz- oder Stromsteuer zu den indirekten Steuern. Bei der Tabaksteuer ist es also so, dass die Tabakindustrie eigentlich erhöhte Steuern für die Tabakwahren bezahlen muss. Zeitgleich mit der Steuererhöhung erhöht die Industrie aber die Kosten der Zigarettenpackung aller Firmen, sodass der Endverbraucher die Steuererhöhung zu spüren bekommt und die Tabakindustrie keine direkten Einbußen davonträgt. Bei der Verbrauchersteuer läuft derselbe Mechanismus ab und der Endverbraucher muss diese Differenzen am Ende tragen. In den letzten Jahren wurde die Tabaksteuer stetig angehoben und damit auch Tabak für die Verbraucher stetig teurer. Der Anstieg der Tabaksteuer ist damit zu begründen, dass es sich einerseits um ein reines Genussmittel handelt und es zudem gesundheitsschädlich ist und die Tabakindustrie eine große Lobby hat. Tatsächlich ist auch in den kommenden Jahren ein weiterer Anstieg der Tabaksteuer zu erwarten, was dafür sorgen wird, dass der Preis für den Tabakkonsum nur noch stärker ansteigt und Verbraucher noch mehr für das Rauchen bezahlen müssen, als jetzt schon.

Gesundheitliche Auswirkungen

Körperlicher Art

Neben den deutlichen finanziellen Auswirkungen des Rauchens spielt natürlich auch die Gesundheit eine große Rolle, welche von der Nikotinsucht leider kein bisschen profitiert. Es ist eher im Gegenteil so, dass die Gesundheit sehr unter der Sucht leidet und das in vielerlei Hinsicht. Spätestens ab dem 20. Jahrhundert konnte durch diverse Studien belegt werden, dass Rauchen gesundheitsschädlich ist. Tabakrauch besteht nicht nur aus Blättern der Tabakpflanze, die wiederum das so begehrte Nikotin enthalten. Der fertige Tabak, wie Sie ihn heutzutage in einer Zigarette finden, enthält mehrere tausend weitere Stoffe, die allein für sich gesehen schon krebserregend sind. Es ist sogar inzwischen höchstrichterlich belegt, dass das Rauchen von Tabakwaren Gefäß- und Herzkrankheiten sowie Krebs verursachen kann. Außerdem führt Rauchen auch bei den nicht rauchenden Mitmenschen zu gesundheitlichen Beeinträchtigungen.

Krebs ist ein Überbegriff für den Mechanismus im Körper, bei dem sich bestimmte Körperzellen vollkommen unkontrolliert vermehren, es zu einer regelrechten Wucherung kommt und sich durch diese Wucherungen neues bösartiges Gewebe bildet. Neu entstandenes Gewebe wird dann bösartig, wenn es auch zur Absiedelung, also Streuung im ganzen Körper kommt, und schon vorhandenes und gutartiges Gewebe negativ mitbeeinträchtigt wird.

Bei den koronaren Herzkrankheiten handelt es sich um erkrankte Herzkranzgefäße, in denen Ablagerungen dafür sorgen, dass die Gefäßwände unflexibel werden und der Blutfluss beeinträchtigt wird. Schließlich kann es zu einer vollkommenen Verstopfung wichtiger Gefäße des Herzkreislaufsystems kommen.

Neben diesen auftretenden Erkrankungen wird auch die Lunge negativ beeinflusst. Beim Rauchen inhalieren Sie den Zigarettenrauch und damit auch alle kleinen Aerosolpartikel, die eigentlich schädlich für den Körper sind und auch bei dem positiven Empfinden des Nikotins nichts beisteuern. Unsere Lunge ist das letzte Filterorgan bevor diverse Schadstoffe schließlich in den Körper gelangen. Die Tücke hinter dem Rauchen von Tabak ist, dass nicht nur das Filterorgan Lunge durch die Aerosolpartikel beeinflusst wird. Neben den negativen Partikeln, die sich in der Lunge absetzen und dort für immer verbleiben, gelangen trotzdem noch weitere Schadstoffe bis in die Blutbahn und beeinträchtigen den Körper auf weitreichende Weise. Sicherlich haben Sie schon einmal etwas von der typischen Raucherlunge gehört. Die Raucherlunge entsteht nach langfristigerem Rauchen und ist im Vergleich zur gesunden Lunge deutlich schwarz verfärbt. Die abgesetzten Aerosolpartikel schaden nicht nur dem Lungengewebe, sorgen für negative Zellveränderungen oder

Entzündungen der Lunge, sondern vermindern auch die Fähigkeit der Sauerstoffaufnahme in das Blut. Sie atmen also dieselbe Menge Luft durch Nase oder Mund ein, es kommt auch dieselbe Menge Luft in Ihrer Lunge an, jedoch kann das Gewebe nicht mehr richtig arbeiten und ist geschädigt oder förmlich verstopft von Schadstoffen aus der Zigarette. Dies hat zur Folge, dass Sie allgemein schlechter Luft bekommen, kurzatmiger werden und viel weniger Sauerstoff ins Blut gelangen kann. Da Sauerstoff lebenswichtig für den menschlichen Organismus ist, hat ein Mangel an dieser Stelle große negative Auswirkungen für den gesamten Organismus.

Neben der direkten gesundheitlichen Beeinträchtigung durch Tabakrauch, erhöht das Rauchen auch indirekt das Risiko für eine Reihe von weiteren Krankheiten. Dazu gehören diverse Arten von Krebs, die sich besonders an den Stellen befinden, die der Rauch primär durchläuft. Häufig durch Rauchen auftretende Krebsarten sind also vorrangig Kehlkopfkrebs, Rachenkrebs, Lungenkrebs, Speiseröhrenkrebs, Nierenkrebs, Magenkrebs oder Blasenkrebs. Dazu kommen auch Bauchspeicheldrüsenkrebs oder die Pankreatitis, also eine Bauchspeicheldrüsenentzündung. Zusätzlich steigt das Risiko für Asthma, Raucherhusten (chronisch obstruktive Lungenerkrankung) und viele weitere Lungenerkrankungen wie chronische Bronchitis oder Lungenemphyseme. Neben Krebs und diversen Erkrankungen, die die Lunge betreffen, gibt es ein erhöhtes

Risiko für die zuvor schon erläuterte koronare Herzkrankheit und einen daraus im schlimmsten Fall resultierenden Herzinfarkt. Neben der koronaren Herzkrankheit kann es auch vermehrt zur arteriellen Verschlusskrankheit kommen. Der Fachbegriff beschreibt eine Erkrankung, die auch besser als Raucherbein bekannt ist. Hierbei kommt es zu einer gestörten Durchblutung der Arterien in den Extremitäten, sodass die betroffenen Extremitäten in Folge der mangelnden Durchblutung offene Entzündungen oder absterbende Bereiche aufweisen. Leichte Symptome des Raucherbeins sind auch gelegentliche Beinschmerzen oder eine Einschränkung der Gehstrecke, weil Schmerzen gezielt bei Belastung auftreten. Durch die negative Beeinflussung des Herzkreislaufsystems steigt ebenso das Risiko für einen Schlaganfall. Zusätzlich zu dem erhöhten Risiko für die schon genannten Erkrankungen kommt es auch deutlich häufiger zu Potenzstörungen, Diabetes mellitus Typ 2, multipler Sklerose oder zu Aneurysmata. Bei Aneurysmata können lokal Blutgefäße absacken. Das Absacken kann für einen Riss des Gefäßes sorgen und die Folge wären innere Blutungen, die im schlimmsten Fall womöglich zu spät bemerkt werden. Dazu kommt ein erhöhtes Risiko für Leberzirrhose oder Magen-Darm-Geschwüre. In die Liste der erhöhten Risiken für Krankheiten reiht sich auch der Gebärmutterhalskrebs ein. Wenn man Serum und Cervixsekret vergleicht, tritt das aufgenommene Nikotin durch das Rauchen im Vergleich zum Serum beim Cervixsekret in bis zu 35-facher Konzentration aus. Diese extreme Konzentration kann örtlich für unkontrolliertes Zellwachstum und in der Folge dann für bösartiges Gewebe sorgen. Neben dem erhöhten Risiko von Gefäßentzündungen im Allgemeinen kommt es auch vermehrt zu Zahnfleischschwund und einer allgemeinen Schwächung des Immunsystem. Dieser Umstand macht Raucher deutlich anfälliger für Infektionskrankheiten. Dazu kommen eine verzögerte Wundheilung sowie vorzeitige Hautalterung und auch altersbedingte Makuladegeneration. Dieser Begriff fasst eine Reihe von Krankheiten zusammen, die auf der Entzündung der Netzhaut im Auge basieren. Hier kommt es unter anderem zu einem stetig vorangehenden Funktionsverlust der Zellen, welche am Punkt des schärfsten Sehens im Auge liegen. Durch das darauffolgende Nachlassen der zentralen Sehschärfe bildet sich eine stark beeinträchtigende Sehbehinderung aus oder es stellt sich sogar eine Blindheit ein.

Psychischer Art

Da das Rauchen an sich schon eine körperliche Handlung ist, werden auch die Folgen dieser Aktivität stets mit dem Körper in Verbindung gebracht. Dies ist auch legitim, da der Körper eine Vielzahl von Beeinträchtigungen oder gar Schäden erleiden kann, wenn über einen längeren Zeitraum geraucht wird. In den meisten Fällen wird nicht nur die Lebensqualität stark beeinträchtigt, sondern auch die Lebenslänge. Was in dieser Thematik häufig etwas weniger im Fokus steht, sind die psychischen Dispositionen, die mit der Nikotinsucht oder dem Rauchen an sich einher gehen können. Häufig wird das Rauchen in diesem Kontext mit psychischer Labilität in Verbindung gebracht. Statistisch gesehen gibt es unter Patienten mit einer oder mehreren psychischen Erkrankungen mehr Raucher als im restlichen Durchschnitt der Bevölkerung. Diese Erkenntnisse sind jedoch noch mit Vorsicht zu genießen, da man noch nicht näher herausstellen konnte, ob das Rauchen eine Folge von psychischer Labilität ist oder die psychischen Dispositionen eventuell mit verantwortet. Da Rauchen das Dopamin im Körper länger verfügbar macht und auf einige Menschen nicht nur eine belebende, sondern auch eine beruhigende Wirkung hat, kann es durchaus sein, dass labilere Persönlichkeiten überhaupt erst mit dem Rauchen anfangen. Andersherum kann eine Sucht aber auch grundsätzlich immer dafür sorgen, dass der Mensch labiler wird. Wenn das Mittel zum

Zweck in manchen Lebenssituationen beispielsweise nicht direkt zugänglich ist oder man sich von
dem Gefühl, was Nikotin in einer Person auslöst, so
extrem abhängig macht, dass man meint, es könne
nichts anderes mehr helfen, braucht es wiederum
auch weniger, bis der Mensch an seine psychischen
Grenzen gerät. Eine Sucht kann grundsätzlich dafür
sorgen, dass die Hemmschwelle der Selbstbeherr-
schung und das eigene emotionale Gleichgewicht
verschoben werden. Da es hier aber im Forschungs-
bereich noch keine eindeutigen Ergebnisse oder
Forschungen gibt, kann man nur Vermutungen anstellen. Dennoch ist die Psyche genauso wichtig wie
der Körper und der Gedankengang an sich durch
einzelne, in die Richtung führende, Studien nicht
ganz unbegründet. So stellte man unter anderem
fest, dass Jugendliche, die schon einmal einen Suizidversuch begangen haben, mit einem höheren Anteil Raucher sind als Jugendliche, die in ihrem Le-
benslauf keinen Suizidversuch vorweisen.

Zeitliche Auswirkungen

Was Sie im Kapitel über die Auswirkungen des Rauchens auf die Gesundheit bereits feststellen konnten, ist, dass der Körper unter dem Rauchen extrem leidet und sich besonders bei den Organen, die verstärkt durch das Rauchen betroffen sind, Probleme ausbilden können. Im Grunde ist aber der ganze Körper und nicht nur einzelne Bereiche betroffen. Egal welches Organ im Körper Ihnen durch das Rauchen Probleme bereitet, alle anderen Organe werden im Zuge einer Kettenreaktion kollektiv mitleiden. Der Körper ist leider kein Schaltschrank, in dem sich einzelne Schalter abstellen lassen, ohne dass dies einen Effekt auf alle anderen Schalter hätte. Der menschliche Körper ist ein Gesamtsystem, welches untereinander kommuniziert. Sobald ein Faktor aus dem Lot gebracht wird, gerät allmählich das ganze System in die Schieflage. Zudem sorgt das sich so gut anfühlende Nikotin als überall hingelangender Giftstoff dafür, dass keine Region des Körpers vom Verhalten unberührt bleibt. Wenn Sie rauchen, raucht also im Prinzip der gesamte Körper mit. Dies wirkt sich auch dementsprechend auf die Lebensqualität, aber vor allem auf die Lebenserwartung aus. Auf den meisten Zigaretten- oder Tabakschachteln steht, dass Rauchen tödlich ist. Dies impliziert aber nicht nur die Entwicklung von Krankheitsgeschichten, welche dann tödlich enden können. Hier ist auch die Lebenszeit mit inbegriffen, die mit jeder neu angesteckten Zigarette schwindet und den Tod auch ohne unmittelbare Beschwerden näher rücken lässt.

Generell ist die Lebenserwartung in Deutschland seit den 80er Jahren stetig gestiegen. Es gibt eine Reihe von Faktoren, die die Lebenserwartung beeinflussen und nicht direkt etwas mit der genetischen Konstitution zu tun haben. Unter den größten Einflussfaktoren ist neben Übergewicht, Ernährung oder Fleischkonsum auch das Rauchen ein großer Faktor. So würde man einen Menschen mit der niedrigsten Lebenserwartung als Alkoholiker und Raucher bezeichnen, welcher zudem wenig Bewegung hat und einen großen Teil an rotem Fleisch zu sich nimmt. Die höchste Lebenserwartung hingegen wird mit allen gegensätzlichen Attributen beschrieben. Wie Sie sehen, gibt es viele Komponenten, die die eigene Lebenszeit beeinflussen. Um der Thematik gerecht zu werden, tun wir so, als würden alle anderen Faktoren keinen Unterschied machen und betrachten die Lebenszeit eines Menschen ausschließlich bezüglich des Faktors Raucher oder Nichtraucher. Tatsächlich hat neben allen anderen lebensverkürzenden Faktoren das Rauchen den größten Einfluss auf die wertvolle Lebenszeit. Mit allen möglichen Erkrankungen, die mit höherer Wahrscheinlichkeit bei Rauchern auftreten, sinkt die durchschnittliche Lebenszeit von Rauchern im Vergleich zu Nichtrauchern um fast 10 volle Jahre. Diese Zahl gilt, sobald mehr als 10 Zigaretten am Tag geraucht werden. Alle Raucher, die mit ihrem Konsum unter diesen Schwellwert fallen, befinden sich im Durchschnitt bei einer verkürzten Lebenszeit von mehr oder weniger als 5 Jahren. Im Endeffekt ist es aber egal, wie viel Sie rauchen, sobald die Zigarette oder Tabakkonsum allgemein einen Platz in Ihrem Alltag findet, leben Sie deutlich kürzer als Nichtraucher. 10 Zigaretten am Tag sind hier ein Richtwert, um besser klar machen zu können, wie sich die Lebenszeit ins Verhältnis zum Konsum setzen lässt. Das bedeutet aber nicht, dass ein Konsum von weniger als 10 Zigaretten am Tag besser ist, weil die Lebenszeit dadurch statistisch gesehen weniger extrem verkürzt wird. Jede einzelne Zigarette, die geraucht wird, wirkt sich negativ auf die Lebenszeit aus. Wenn Sie also denken, dass Sie womöglich mit einer 30-jährigen Raucherkarriere aus dem Schneider sind, weil Sie am Tag nur eine Zigarette rauchen, müssen Sie diese Überzeugung leider als Irrglaube abtun. Der einzige Fall, bei dem das Gesundheitsrisiko gesenkt und damit die Lebenszeit nicht direkt verkürzt werden kann, ist der gänzliche Verzicht auf das Rauchen. Nun sagen Sie womöglich zurecht, dass es doch viele Menschen gibt, die sogar Kettenraucher waren und trotzdem umgangssprachlich steinalt geworden sind. Wenn Sie aber ein genaueres Auge darauf werfen, warum diese Menschen dann letztendlich gestorben sind, lässt sich dies oft den Folgeerscheinungen des Rauchens zuordnen.

Statistiken zeigen, dass die Hälfte aller Raucher bereits vor dem 70. Lebensjahr sterben. Die Hälfte dieser Todesfälle kann wiederum ganz eindeutig den

Erkrankungen zugeordnet werden, die durch das Rauchen auftreten oder wahrscheinlicher sind. Neben der verkürzten Lebenszeit verringert sich besonders im Herbst des eigenen Lebens auch die Lebensqualität drastisch. Begleiterscheinungen wie Raucherhusten oder das Raucherbein können bei einem nicht mehr ganz so starken Körper für erhebliche Lebenseinschränkungen sorgen und die letzten Lebensjahre oder sogar Jahrzehnte deutlich unangenehmer werden lassen, als es sonst der Fall wäre.

Was ist nun die Lösung? Bringt ein gänzlicher Rauchstopp dann überhaupt noch etwas, wenn man sowieso schon seit 20 oder mehr Jahren raucht oder ist die Verbesserung bei seltenen Gelegenheitsrauchern überhaupt groß genug, dass es sich lohnt, diese Entzugsphase durchzumachen?

Statistisch gesehen können Sie tatsächlich einen Zugewinn an Lebenszeit machen, wenn Sie mit dem Rauchen aufhören und das egal wann. Hier wurde herausgefunden, dass Raucher, die sich vor dem 40. Lebensjahr zu diesem Schritt überwinden können, sogar fast alle 10 Jahre an verloren geglaubter Lebenszeit wieder dazugewinnen können. Diese Zahlen verzeihen trotzdem nicht, überhaupt mit dem Rauchen angefangen zu haben. Am besten ist es natürlich, wenn Sie gar nicht erst anfangen. Dann müssten Sie sich keinerlei Sorgen um diesen einflussreichen Faktor in Ihrem Leben machen. Da Sie aber nun hier sind und sich diese Zeilen in diesem Moment durchlesen, gehen wir einfach davon aus, dass Sie stattdessen noch sehr viel zu retten haben.

Neben der verkürzten Lebenszeit durch die Verschlechterung Ihrer eigenen Gesundheit, rauben Sie sich mit jeder Zigarette auch Lebenszeit im Hier und Jetzt. Die Sucht kostet nämlich nicht nur Gesundheit oder Geld, sondern auch Aufmerksamkeit. Um Ihre Sucht bedienen zu können, braucht die Zigarette Ihre ungeteilte Aufmerksamkeit und besonders mit den neuen Gesetzen, können Sie nicht einfach in der Bar sitzen bleiben. Für jede gerauchte Zigarette müssen Sie die Örtlichkeit in den meisten Fällen verlassen, irgendeine Handlung unterbrechen und sich allgemein Ihrem Alltagsgeschehen für die Rauchzeit entziehen. Bereits im Hier und Jetzt raubt Ihnen das Raucherverhalten eine Menge an Zeit. Tagtäglich denken Sie sich vielleicht nur wenig dabei, weil die 5 Minuten für eine Zigarettenlänge ja jeder hat. Wenn man aber auch hier eine Hochrechnung anstellt, kommen Zeitmengen zusammen, in denen Sie so viel mehr hätten tun können. Wenn Sie Ihre Raucherpause so richtig nutzen möchten und davon ausgehen, dass Sie für eine Zigarette ungefähr 5 Minuten benötigen, lässt sich ganz einfach eine Beispielrechnung aufstellen. Bei durchschnittlich 5 Zigaretten pro Tag, verlieren Sie jeden Tag fast eine halbe Stunde Zeit, in der Sie nur rauchen. Pro Woche sind das schon fast 3,5 Stunden und in einem Jahr kommt so über eine Woche an verlorener Zeit zusammen. Bei beispielsweise 10 Zigaretten täglich verlieren Sie jeden Tag fast eine Stunde und in der Woche fast 7 Stunden. Somit verlieren Sie im Jahr fast 13 Tage an Zeit, in der Sie gebündelt sogar einen ganzen Urlaub hätten machen können. Überlegen

Sie sich vielleicht einmal in Ruhe, was Sie mit der ganzen Zeit anderweitig hätten anstellen können und ob es Ihnen das wert ist.

Wenn Sie sich trauen und den Schritt Richtung gesünderes und längeres Leben wagen wollen, werden Sie bereits nach kurzer Zeit mit spürbaren körperlichen Verbesserungen belohnt. Bereits nach 20 Minuten ohne Rauchen normalisieren sich Blutdruck sowie Herzfrequenz. Nach 2 Tagen haben Sie schon wieder einen besseren Geruchs- und Geschmackssinn. Vorher wird der Körper aber schon nach 24 Stunden wieder viel besser mit Sauerstoff versorgt. Nach 2 Wochen bis zu 3 Monaten haben Sie deutlich weniger Kreislaufprobleme und merken, wie die Funktion Ihrer Lunge sich verbessert. Nach einem Jahr steigt auch Ihre Lungenkapazität wieder an, wodurch sich Kurzatmigkeit und Hustenanfälle mit reduzieren. Zudem werden durch das Rauchen verursachte Ablagerungen langsam abgebaut. Nach 5 Jahren Rauchfreiheit hat sich Ihr Risiko, einen Schlaganfall zu erleiden, um die Hälfte reduziert. Es lohnt sich also sehr, egal in welcher Lebensphase, diesen Schritt zu gehen und mit diesem Ratgeber im Gepäck gucken Sie bereits in die richtige Laufrichtung. Zudem verbessern Sie auch Ihre Lebensqualität.

Auswirkungen auf Ihr direktes Umfeld

So schädlich wie das aktive Rauchen für den Raucher ist, ist auch das oft unfreiwillige Passivrauchen für das Umfeld. Der entstehende Qualm ist genauso gefährlich, wie das direkte Rauchen und gerade, weil dieses erhöhte Risiko besteht, wurde sogar schon ein Nichtrauchergesetz erlassen, welches Nichtraucher besser vor den Folgen des Passivrauchens schützen soll. Diese gesundheitlichen Beeinträchtigungen, die entstehen, obwohl man gar nicht selbst raucht, sind der Grund dafür, wieso Raucher inzwischen nicht mehr innerhalb von Gastronomien, Bars oder Discotheken rauchen dürfen, sondern sich davor an die frische Luft begeben müssen. Der beim Rauchen entstehende Qualm wird einerseits durch das Ausatmen des Rauches vom Raucher und andererseits durch die Rauchentwicklung der glimmenden Zigarette verursacht. Dabei ist der entstehende Rauch des Tabaks nicht nur gasförmig, dieser enthält auch eine Vielzahl von Partikeln, von denen bisher allein knapp 70 als eindeutig krebserregend eingestuft wurden. Nur eine Studie verglich bisher den Rauch, welcher beim Ziehen an der Zigarette freigesetzt wird mit dem Rauch, welcher bei niedrigeren Temperaturen während des alleinigen Glimmens vom Tabak entsteht. Dabei fand man heraus, dass der Nebenrauch, also der Rauch bei niedrigeren Temperaturen und dem alleinigen Glimmen der Zigarette, eine deutlich höhere Konzentration an schädlichen chemischen Verbindungen aufweist als der Rauch, der während des Ziehens an der Zigarette entsteht. Der Qualm, der beim Zigaretten- oder Tabakrauchen entsteht, wird in dieselbe Kategorie von Gefahrenstoffen eingeordnet, in die beispielsweise auch Asbest, Formaldehyd oder Benzol fällt. Diese Kategorie umfasst eindeutig krebserregende Stoffe. Ein weiteres Problem des Tabakrauches ist, dass dieser Feinstaub bis tief in die Lungen mittransportiert wird, welcher durch Reizpartikel gebildet wurde und scharf ist. Der Feinstaub transportiert zusätzlich Schwermetalle und radioaktive Gase, die sich in der Lunge absetzen oder über die Blutbahn noch weiter in den Körper gelangen. Die Partikel aus dem kühleren Nebenrauch sind noch feiner als die Partikel aus dem wärmeren Hauptrauch, welche dadurch bis in die Lungenbläschen gelangen können und dort für Entzündungen sorgen.

Bei elektrischen Zigaretten ist die Belastung für das direkte Umfeld deutlich geringer, weil es hier erstens keinen Nebenrauch vom fehlenden Glimmen der Zigarette gibt und ein großer Anteil des schon gasförmigen Liquids wieder ausgeatmet wird. Hier spricht man von dem Passivdampf, welcher in geschlossenen Räumlichkeiten laut Untersuchungen aber kaum messbare Veränderungen der Raumluft hervorruft. Demnach könnte man also reißerisch beschrieben davon ausgehen, dass es für Personen gesünder sein kann, sich in einem Raum voll mit E-Zigaretten-Rauchern aufzuhalten, als die Luft einer

Großstadt womöglich noch in einer stark frequentierten Umgebung einzuatmen.

Befinden Sie sich nun in einem Rauch oder im ‚Dunstkreis‘ mit Rauchern, kommt die Intensität der Belastung von Nichtrauchern auf umliegende Verhältnisse an. Dadurch, dass es sich bei dem schädlichen Rauch um ein Aerosol handelt, folgt es bei Vorhandensein eines Luftstroms diesem und breitet sich dementsprechend nicht gleichmäßig im Raum aus. Bei vollkommener Windstille und fehlender Luftzirkulation breitet sich der Tabakrauch langsam und gleichmäßig im Raum aus, so wie es jedes andere Gas tun würde. Die letztendliche Belastung der Nichtraucher richtet sich also nach der Größe des Raumes, der Raumtemperatur, den Luftbewegungen und ob Luftwechsel stattfindet, der Luftfeuchte und vor allem der Luftströmungen im Bereich des Kopfes. Hierbei ist ebenso zu erwähnen, dass sich der Rauch von Raucherräumen auch in Nichtraucherräume ausbreitet und die Raucher die schädlichen Stoffe förmlich mit sich führen. Wenn beispielsweise jemand den typischen Zigarettenrauchgeruch an sich hat, liegt das daran, dass die Partikel und der Feinstaub des Rauches an Haaren, Kleidung und Haut haften bleiben und der Raucher diese buchstäblich mit sich führt. Um all diese Beweise für eine Beeinflussung von Nichtrauchern anzustellen, werden Passivraucher auf den Stoff Cotinin untersucht. Dieser Stoff ist ein Abbauprodukt, welches im Körper beim Abbau von Nikotin anfällt und hat eine Halbwertszeit von 16 bis hin zu 22

Stunden. Die Halbwertszeit ist immer der Zeitpunkt, an dem von einem nachgewiesenen Stoff genau die Hälfte der Stoffmenge abgebaut wurde. Wenn Nichtraucher also Tabakrauch ausgesetzt wurden, dauert es mindestens einen ganzen Tag bis das Nikotin, welches passiv aufgenommen wurde, vollständig wieder abgebaut ist.

Die direkten gesundheitlichen Auswirkungen von Passivrauchern ähneln den typischen Vergiftungserscheinungen, welche auftreten, weil man selbst gar nicht raucht, dem giftigen Stoff aber ausgesetzt ist und der Körper an diese Belastung nicht gewöhnt ist. Durch die Schadstoffe im Passivrauch kann es zu Atemwegsreizungen kommen, die dann Entzündungen der tiefen Luftwege, Bronchitis oder Asthmaanfälle hervorrufen.

Zusammenfassend lässt sich also sagen, dass das Rauchen an sich auf Sie selbst und auf alle Menschen in Ihrem direkten Umfeld, während Sie rauchen, eine ganze Bandbreite von negativen Auswirkungen hat. Die Kosten-Nutzen-Rechnung hinkt an allen Stellen und trotzdem gehen Millionen von Menschen dieses gesundheitliche Risiko, für eine kleine Weile länger Dopamin im Körper zu haben, ein und treffen diese Entscheidung damit nicht nur für sich selbst, sondern auch für alle Umstehenden. Rauchen hat zusätzlich große finanzielle Auswirkungen, die sich im Alltag nicht besonders bemerkbar machen. Wenn man aber eine Hochrechnung betreibt und realistisch einschätzt, wie viel man pro Tag selbst raucht, kommen Beträge zusammen, die man oft deutlich lieber auf dem eigenen Bankkonto sehen würde. Zudem bleiben Rauchern weniger Lebensjahre als anderen Menschen und die Lebensjahre, die Sie dann noch haben, gestalten sich oft als weniger schön. Als Raucher führt man also verglichen mit einem Nichtraucher ein gefährlicheres, teureres und kürzeres Leben, in dem die Lebensqualität der übrigen Jahre dann auch noch in Mitleidenschaft gezogen wird. Und all das nur für die Sucht. Wenn Sie sich das vor Augen führen, realisieren Sie, wie viel Macht eine Sucht jeglicher Art haben kann und wie klein so große Auswirkungen im täglichen Leben erscheinen.

Setzen Sie der Sucht ein Ende

Nun haben Sie gelernt, was mit Ihnen, Ihrem Leben und Ihren Mitmenschen passiert, wenn Sie rauchen und Sie wissen auch, dass Sie diese gesundheitliche Entscheidung niemals nur für sich ganz allein treffen. Die Menschen in Ihrem Umfeld sind immer in einem gewissen Maße mit beeinträchtigt. All das führt Ihnen vor Augen, wie schlimm das Rauchen dann doch eigentlich ist. Gleichzeitig wird aber auch glasklar, wie schlimm eine Sucht ist, auch wenn diese sehr weit verbreitet ist und zum ganz normalen Verhalten dazugehören zu scheint. Die Tücke des Rauchens ist die Subtilität, mit welcher jede Zigarette, die sich verkürzt, auch gleichzeitig die eigene Lebenszeit und vor allem Lebensqualität davon glimmen lässt. Für einen Betrag, mit dem man seine eigene Lebensqualität eigentlich noch deutlich steigern könnte, wenn man denn wollte.

Auch wenn das alles sehr bedrückend ist und Sie sich in diesen Zeilen erst bewusstwerden, welche Ausmaße dieser kleine Lebensaspekt doch annehmen kann, sind Sie immer noch nicht allein. Und diese Umstände beweisen nur wie stark Süchte werden und wie sehr der Mensch über seine eigenen Grenzen geht, weil das eigene Belohnungssystem einem vorgaukelt, dass etwas gut für einen ist. Diese Sucht ist stark, aber es haben ebenso schon Millionen von Menschen bewiesen, dass man aus diesem

Verhalten auch wieder herausfinden kann und deutlich stärker sein kann als das, was einen abhängig macht. Es ist bewiesen, dass Sie all das zuvor beschriebene gut und gerne hinter sich lassen können, um in ein wieder gesünderes Leben zu starten. Und um Ihnen bei diesem Vorhaben zu helfen und zumindest festzustecken, in welche Richtung Sie sich bewegen müssen, sind die nächsten Kapitel da. Gehen müssen Sie den Weg selbst, aber zu wissen wie, wohin und wie lange ist schon ein großer Vorteil und eliminiert bereits im Voraus einige Stolpersteine, die Sie im Zweifel ganz schnell zum Umkehren bewegen könnten. Trauen Sie sich und machen Sie den ersten Schritt, indem Sie sich das folgende Wissen aneignen. Je besser Sie die Strecke und sich selbst kennen, desto einfacher fällt Ihnen die nötige Selbstreflexion, Disziplin und Ehrlichkeit mit sich selbst, um wie viele andere zu beweisen, dass Sie sich auch bewusst gegen das selbstzerstörerische Verhalten wenden können. Es sind schon sehr viele Menschen vor Ihnen am Ziel angekommen und das werden Sie auch.

Die richtige Vorbereitung

Es gibt viele verschiedene Wege, um mit dem Rauchen aufzuhören. Manche sind erfolgreicher als andere. Fest steht aber, dass das Prozedere durch die Kombination aus psychischer und körperlicher Abhängigkeit auf mehreren Ebenen durchgestanden werden muss. Dieses Unterkapitel widmet sich verschiedenen Möglichkeiten, mit dem Rauchen aufzuhören, damit Sie den für Sie richtigen Weg auswählen können. Wenn es dann um die Umsetzung geht, hilft das nächste Unterkapitel, welches sich näher mit der Linderung der Entzugserscheinungen auseinandersetzen wird. Wenn Sie dann rauchfrei sind, gibt es noch gute Tipps und Tricks, um diesen Zustand zum Normalzustand werden zu lassen.

Grundsätzlich sagt man, dass der rein körperliche Entzug vom Nikotin bereits nach 72 Stunden überstanden ist. Wenn Sie ein sehr schwerer Raucher sind und sich selbst zu den Kettenrauchern zählen würden, kann der körperliche Entzug maximal bis zu 30 Tage andauern. Wenn Sie die Entzugssymptome aber kennen und dann dementsprechend vorbereitet sind, können Sie diese Phase mit Erfolg durchlaufen. Halten Sie sich dabei immer vor Augen, dass die Entzugsphase nicht unendlich ist, auch wenn sie schlimm erscheint und dass das Licht am Ende dieses Tunnels sehr greifbar ist. Wenn Sie den Rauchstopp beginnen, treten diverse körperliche Symptome auf, die dem Nikotinentzug zuzuschreiben sind. Dazu gehören Müdigkeit und Schlafstörungen, Nervosität und Konzentrationsmangel, Unruhe sowie Heißhunger oder Verstopfung. Die Symptome können gemeinsam oder auch getrennt voneinander auftreten und es ist nicht zwangsläufig so, dass Sie alle Symptome in Ihrer Entzugsphase durchlaufen. Da Sie auch psychisch von Tabak abhängig geworden sind, kommt es mitunter zu psychisch bedingter Nervosität, selbsterklärend auch zu extremer Rauchlust und Sie werden den Eindruck haben, dass Sie in bestimmten Situationen glauben, nicht in der Lage sein zu können, auf eine Zigarette oder das Rauchen allgemein zu verzichten.

Spontaner Rauchstopp

Viele Raucher, die sich endlich zu dem Kreis der Nichtraucher zählen möchten, machen oft mehrere Anläufe, um mit dem Rauchen aufzuhören und der allererste Anlauf ist meistens der, bei dem man von jetzt auf gleich einfach mit dem Rauchen aufhört. Diese abrupte Methode macht den Entzugsprozess in der Theorie sehr kurzweilig, weil man von 0 auf 100 in das Nichtraucherleben startet. Dieser Leitgedanke hinter der Technik lässt sich aber oft nicht erfolgreich in die Praxis überführen. Demnach sind die Erfolgsaussichten der Methode auch sehr gering. Das größte Hindernis bei der Entwöhnung vom Rauchen steckt eigentlich schon in der Beschreibung. Man ist ein bestimmtes Verhalten gewohnt und die Gewohnheit ist in allen Belangen des Lebens nicht leicht zu überwinden. Gewohnheit setzt sich aus festgefahrenen Mustern zusammen, welche oft nicht von heute auf morgen umstrukturiert werden können. Zu den Verhaltensmustern kommen wiederholt auftretende Situationen im Alltag, die immer mit einer Zigarette ausgefüllt wurden. Manche Alltagssituationen kann man aber in der Realität nicht einfach so umgehen oder komplett weglassen. Außerdem wird mit dem Rauchen oft Stress kompensiert oder gewisse Gruppendynamiken sorgen für eine zusätzliche Animation zum Rauchen. Für all diese Situationen sollten Sie sich schon vor dem Schritt in das Nichtraucherleben Gegenstrategien oder Kompensationsmechanismen zurechtlegen.

Andernfalls ist die Versuchung oft zu groß. Zusammenfassend zu dieser Methode kann man also sagen, dass die Erfolgschancen sehr gering sind. Tatsächlich führt der abrupte Rauchstopp nur bei maximal 5% der Raucher zu einem lebenslangen Nichtraucherdasein.

Verhaltenstherapie

Eine Verhaltenstherapie füllt Lücken, die bei dem abrupten Rauchstopp leer bleiben und zu Problemen führen können. Tatsächlich ist die Rauchentwöhnung im Rahmen einer Verhaltenstherapie die effektivste Methode und hat deutlich höhere Erfolgschancen. Normalerweise führt man Verhaltenstherapien zur Rauchentwöhnung in Gruppen durch, diese Form der Entwöhnung kann aber auch als Einzeltherapie in Anspruch genommen werden. Bevor Sie hier in die akute Entwöhnung gehen, weil dieser Schritt nun mal unumgänglich ist, beschäftigen Sie sich zunächst eine Weile mit Ihrem eigenen Verhalten. Der Mensch funktioniert viel stärker im Autopiloten, als Sie es sich vielleicht zunächst bewusst sind. Es gibt viele Situationen und Momente im Alltag, die wir vollkommen automatisiert ausführen und keinen einzigen Gedanken daran verschwenden, was wir gerade tun. Eventuell kennen Sie die Situation, in der Sie vollkommen gedankenverloren oder gefühlt noch im Halbschlaf den normalen Arbeitsweg antreten. Einmal angekommen erschrecken Sie sich, weil der Weg so an Ihnen vorbeigegangen ist und so automatisiert ablief, dass Sie sich gar nicht erklären können, wie Sie überhaupt heile an Ihrer Arbeitsstelle angekommen sind. Genauso verhält es sich mit vielen anderen Prozessen im Alltag und auch mit dem Rauchen. Geben Sie sich also ruhig zunächst mehrere Wochen Zeit, um Ihre eigenen Abläufe am Tag bewusst zu beobachten und herauszufinden, an welchen Stellen Sie wie automatisiert zur Zigarette greifen, weil Sie der Meinung sind, dass das jetzt sein muss oder immer so war. Verschaffen Sie sich einen Überblick über Ihre eigenen Verhaltensmuster und führen Sie, wenn es Ihnen hilft, ein Tagebuch über die Situationen, die durch eine Zigarettenpause geprägt sind. Wichtig ist hier auch, was Sie überhaupt zu dieser Pause bringt. Versuchen Sie sich einzugestehen, dass diese kleinen Momente am Tag nicht noch zusätzlich durch eine Zigarette gefüllt werden müssen. Wenn Sie eine Pause vom Arbeitsgeschehen brauchen, können Sie sich auch so an die frische Luft stellen oder um der Situation zu entgehen eine kurze Runde um den Block laufen. Der Zeitaufwand wäre derselbe wie bei einer Zigarettenlänge und Sie überlegen sich parallel bereits, welche Gegenmaßnahmen Sie ergreifen können, damit es nicht zu einem Rückfall kommt. Die Selbstbeobachtung stellt also eine wichtige Basis der Rauchentwöhnung im Rahmen der Verhaltenstherapie dar.

Nun kommt der Teil, in dem Sie Zigaretten von jetzt auf gleich weglassen oder sich selbst schrittweise entwöhnen. Wenn Sie die schrittweise Entwöhnung wählen, ist es wichtig, dass Sie ein System von alternativen Belohnungen und festgesetzten Teilzielen haben, die Sie ganz klar abhaken können. Die Teilziele und Belohnungen sollten so konkret wie möglich formuliert sein. Je ungenauer Sie Ihren zukünftigen Weg kennen, desto leichter fällt es, kaum vorhandene Grenzen zu überschreiten und dann letztendlich doch beim Rauchen zu bleiben. Hierbei sollten Sie auch zuvor entwickelte Bewältigungsmechanismen anwenden. Finden Sie eine andere Möglichkeit, um anstehenden Stress zu bewältigen oder 5-Minuten-Pausen auf der Arbeit zu füllen. Gehen Sie eine kurze Runde spazieren, führen Sie Unterhaltungen mit Freunden und Familie und erkennen Sie vor allem an, dass Sie unter Entzug leiden. Das Verleugnen der Situation macht die Rauchentwöhnung nur schwerer, als sie sein müsste. Versuchen Sie wenn möglich die Situation für das zu erkennen, was sie ist, aber erkennen Sie auch an, dass Sie es in der Hand haben, wie sie diese Situation bewältigen möchten und spielen Sie nach Ihren eigenen Spielregeln. Womöglich können Sie hier neue Verhaltensmuster entwickeln, die Ihrer Gesundheit sogar noch zusätzlich guttun.

Eine zusätzliche Unterstützung ist es, das nähere Umfeld mit einzubeziehen. Holen Sie sich die Unterstützung von Ihrer Familie, Freunden oder Arbeitskollegen. So können diese sich auch darauf einstellen, Ihnen keine Zigaretten mehr anzubieten und Sie beizeiten zu motivieren. Zudem könnten Sie sich selbst etwas austricksen und beispielsweise eine Wette mit jemandem abschließen, dass Sie definitiv rauchfrei werden. Ihr Wettgewinn sollte dabei aber auch etwas sein, über das Sie sich wirklich freuen, wie beispielsweise ein gemeinsamer Tag mit Unternehmungen, die Sie selbst am liebsten machen oder ähnliches.

Nikotinersatztherapie

Die Nikotinersatztherapie hat den Mechanismus schon im Namen. Sie geben dem Körper durch Ersatzprodukte weiterhin Nikotin. Dieses wird aber sehr langsam runter dosiert, sodass Sie den Entzug besser durchhalten können und der Körper sich langsam durch das ausschleichende Nikotin entwöhnen kann. In klinischen Studien wurde die Wirksamkeit dieser Therapievariante bereits bestätigt und zeigte, dass sich die Erfolgsquote bei der Rauchentwöhnung durch Nikotinersatzprodukte und bei der richtigen Anwendung verdoppeln kann. Noch besser wirkt eine Verhaltenstherapie zur Rauchentwöhnung, bei der in der Phase des Absetzens die Nikotinersatztherapie greift und das Nikotin langsam ausgeschlichen wird.

Linderung von Entzugserscheinungen

Wie Sie bisher feststellen konnten, gibt es verschiedene Arten, die Rauchentwöhnung anzugehen. Hierbei handelt es sich aber mehr um das Drumherum und vor allem um eine gute Vorbereitung als Erfolgsbasis für ein Leben als Nichtraucher. Wenn es aber darum geht, die Zigaretten oder den Tabak allgemein nun wirklich wegzulassen, gibt es genau zwei Wege. Entweder schleichen Sie die tägliche Menge an aufgenommenem Nikotin langsam aus oder Sie hören von jetzt auf gleich auf. Bei der abrupten Methode werden die Entzugserscheinungen stärker zu spüren sein als bei der Methode, die den Körper schrittweise entwöhnt. Wenn Sie vorher aber kein extrem starker Raucher waren, kann es sein, dass diese körperlichen Entzugserscheinungen nur für den ungefähren Richtwert von 72 Stunden anhalten und Sie dann zumindest körperlich die Sucht losgeworden sind. Hier gestaltet sich das Durchhalten aber deutlich schwieriger, weil die Entzugserscheinungen verhältnismäßig stärker sein werden und die Wahrscheinlichkeit, so eine Situation durchzuhalten, geringer ist. Zudem leiden Sie ja nicht nur unter der körperlichen, sondern auch unter der psychischen Abhängigkeit. Die psychische Abhängigkeit hält deutlich länger an als die körperliche und ist zudem auch noch schwerer zu bewältigen. Hier geht es darum, wie Sie Ihren Alltag gestalten und um eine Reihe von Gewohnheiten, die weggelassen oder umgestrickt werden müssen. Auf beiden Ebenen der Abhängigkeit gibt es Tipps und Tricks, die Ihnen helfen, Ihre Entzugserscheinungen zu lindern und die Erfolgschancen auf die Rauchfreiheit dadurch deutlich zu erhöhen.

Linderung körperlicher Entzugserscheinungen

Inzwischen hat sich im Verlaufe der vorherigen Kapitel deutlich herauskristallisiert, dass der Körper weniger stark oder grundsätzlich weniger Entzugserscheinungen zeigt, wenn das Suchtmittel Nikotin langsam ausgeschlichen wird, anstatt den sogenannten kalten Entzug zu machen und dem Körper diesen Stoff abrupt zu entreißen. Der körperliche Entzug kann bei der plötzlichen Methode schneller vonstattengehen, ist aber weniger schonend und schwieriger durchzuhalten. Um die körperlichen Entzugserscheinungen zu lindern sollten Sie sich also an die ausschleichende Methode halten. Hier treten auch Entzugserscheinungen auf, diese sind aber weniger stark. Das Ausschleichen von Nikotin dauert im Vergleich zur abrupten Methode deutlich länger und verursacht in diesem Zeitraum auch Entzugserscheinungen. Diese sind aber so viel milder, dass es sich lohnt die Variante auszutesten. Wenn Sie den abrupten Rauchstopp dennoch vorziehen, stellen Sie sich am besten darauf ein, dass der Körper im Durchschnitt ungefähr 7 bis 10 Tage benötigt, um sich selbst wieder vollständig auszuregulieren. In dieser Zeit werden Stoffwechsel und Hormonhaushalt noch einmal neu ausgerichtet und stabilisieren sich nach der angegebenen Zeit wieder. Zudem kann es beim Entzug sogar zu Erkältungssymptomen oder Entzündungen im Mund kommen. Es wurde in diesem Zusammenhang bewiesen, dass die

Infektanfälligkeit während der Entzugsphase höher ist. Seien Sie also nicht zu verunsichert, wenn Sie sich durch den Entzug auf einmal kränklich fühlen. Dahinter steckt dann im Kontext der Rauchentwöhnung keine schwerwiegende Krankheit.

Da viele Raucher besonders durch die beruhigenden Effekte der Zigarette beim Rauchen bleiben, wird es Ihnen Linderung verschaffen, wenn Sie bewusst darauf achten Stress zu vermeiden. Da Sie höchstwahrscheinlich durch den Entzug sowieso schon gereizt sind, sollten Sie sich in dieser Zeit ausnahmsweise selbst wie ein rohes Ei behandeln und sich nicht zu viel aufbürden. Versuchen Sie also Stresssituationen im Alltag zu entgehen, wenn die Möglichkeit dazu besteht und Sie werden merken, dass Sie mehr emotionale Kapazität für Ihr eigentliches Ziel haben und die Situation dadurch besser bewältigen können. Um die Reizbarkeit durch den Entzug etwas zu lindern, ist vor allem die Bewegung das Mittel zum Zweck. Bei sportlicher Aktivität werden Glückshormone ausgeschüttet, die Ihren instabilen Hormonhaushalt in dieser Zeit unterstützen und Sie selbst ausgeglichener werden. Außerdem können Sie sich beim Sport gezielt abreagieren. Das Pendant dazu sind gezielte Entspannungsübungen wie eine 10-minütige Mediation oder bewusstes tiefes Ein- und Ausatmen. Auch der Zeitvertreib und die Ablenkung mithilfe von sozialen Kontakten können hilfreich sein. Seien Sie hier aber vorsichtig bei der Umsetzung. Setzen Sie Ihr Umfeld im Voraus idealerweise darüber in Kenntnis, dass Sie den Entzug machen und reizbarer sind und genau aus diesem Grund gerne etwas unternehmen möchten. Diese Exposition in sozialen Situationen kann nämlich auch das Gegenteil bewirken und durch eine ungewollte zusätzliche Reizung zum Rückfall führen oder die Situation schwieriger machen.

Auch Schlafstörungen und Müdigkeit können ein Begleiter auf Ihrer Reise sein. Gönnen Sie sich über den Tag hinweg immer mal wieder 5 Minuten Pausen mit Ruhe, um Ihre Akkus kurzfristig wieder aufzuladen. Außerdem können Sie abends diverse Hausmittel einsetzen, die beim Einschlafen helfen. Trinken Sie beispielsweise eine heiße Milch mit Honig oder Teesorten, die Baldrianwurzel enthalten. Wenn Ihr Gedankenkarussell vor dem Einschlafen einfach nicht stoppen möchte, versuchen Sie sich einzig und allein auf Ihre eigene Atmung zu konzentrieren und nur sich selbst beim Atmen zuzuhören. In den ersten paar Sekunden fühlt sich diese Übung vielleicht total lächerlich an und scheint nichts zu bringen, aber wenn Sie dran bleiben und sich den Mechanismus vor allem jeden Abend vor dem Schlafen gehen zunutze machen, merken Sie gar nicht, wie schnell Sie dann doch plötzlich wegdämmern und erholsamen Schlaf bekommen.

Der Heißhunger stellt sich wahrscheinlich durch den unausgeglichenen Hormonhaushalt und die Umstrukturierung des Stoffwechsels ein. Achten Sie in diesem Kontext auf eine ausgewogene Ernährung. Diese sorgt auch im Normalzustand dafür, dass der Körper all die Nährstoffe bekommt, die er benötigt und dadurch keine Heißhungersignale ausgesendet werden. Hier müssen Sie sich gar nicht zusätzlich noch in diverse Ernährungsthemen vertiefen oder sich 10 verschiedene Diätbücher anschaffen. Es geht viel mehr darum die richtige Aufteilung auf dem Teller zu finden. Achten Sie darauf, Ihre Mahlzeiten in Kohlenhydrate, Fette und Eiweiß zu dritteln. Ein Drittel oder die Hälfte des Tellers darf gerne mit Gemüse gefüllt werden, das zweite Drittel mit einer Eiweißquelle wie Geflügel, Fisch oder beispielsweise Tofu und das letzte Drittel mit stärkehaltigen Lebensmitteln wie Kartoffeln, Reis oder Nudeln. Außerdem kann es hilfreich sein, wenn Sie sich angewöhnen beim Frühstück eine Brotscheibe weniger zu essen, aber dafür ein Stück Obst mit in den Speiseplan zu nehmen. Statt zwei Käsebroten haben Sie dann zum Frühstück ein Käsebrot und einen Apfel oder eine Banane. Diese Kombination macht übrigens genauso oder wahrscheinlich noch länger satt als die zwei Käsebrote. Zudem sollten Sie nicht immer alles glauben, was Ihr Körper Ihnen sagt. Beim Entzug müssen Sie zwar sowieso gegen die Signale ankämpfen, die Ihr Körper Ihnen vermittelt. Beim Heißhunger ist es aber oft ähnlich. Der menschliche Körper kann nur sehr schwer zwischen Durst und Hunger unterscheiden. Dadurch kommt es häufig vor, dass wir denken wir hätten Hunger, dabei möchte der Organismus einfach nur mehr Flüssigkeit haben. Achten Sie also neben der ausgewogenen Ernährung auch darauf, täglich genug Wasser zu sich zu nehmen.

Bei besonders behindernden Konzentrationsproble-
men können Sie größere Aufgaben, die Ihnen normalerweise keine Probleme bereiten, in kleinere
Aufgabenblöcke unterteilen und diese Schritt für
Schritt abarbeiten. Außerdem wirkt die Pomodoro-
Technik als gute Unterstützung. Stellen Sie sich einen Timer auf 25 Minuten. In diesen 25 Minuten
konzentrieren Sie sich einzig und allein auf die zu
erledigende Aufgabe. Nach den 25 Minuten stellen
Sie den Timer auf 5 Minuten, in denen Sie Löcher in
die Luft starren dürfen oder auf Ihr Handy gucken
können und sich mit anderen Dingen beschäftigen.
Während der Erledigung der Aufgabe kommen einem parallel oft einige ablenkende Gedanken oder
es fällt einem plötzlich ein, was man noch alles erle-
digen wollte. Legen Sie sich dafür Zettel und Stift zurecht. Wenn Sie die ankommenden Gedanken parallel kurz für später notieren, haben Sie diese buchstäblich aus Ihrem Gehirn raus geschrieben und haben wieder mehr Kapazität für die eigentliche Aufgabe.

Linderung psychischer Entzugserscheinungen

Durch den nicht balancierten Hormonhaushalt kann es bei einem Rauchstopp durchaus zu depressiven Verstimmungen kommen. Die Glückshormone, die Ihnen hier fehlen und für die der Körper erst wieder ausreichend sensibilisiert werden muss, können auch aus anderen Quellen bezogen werden. Auch hier greift der Sport wieder. Wichtig ist aber, dass Sie sich auf eine Art und Weise betätigen, die Ihnen auch wirklich Spaß macht. Es gibt beispielsweise Menschen, die es abgrundtief hassen joggen zu gehen und sich dabei zu Tode langweilen oder gar nicht genug Ausdauer dafür haben. Andererseits sind aber genau diese Menschen in der Lage für 2 Stunden durchzutanzen oder eine ganze Tagestour mit dem Fahrrad zu machen. Wenn Sie herausfinden, welche körperliche Betätigung Ihnen wirklich Spaß bringt, lindert dies die depressiven Verstimmungen bereits. Hierbei muss es sich auch nicht um absolute Höchstleistungen handeln. Ein Spaziergang durch die Natur oder eine Runde wischen in der Wohnung mit lauter Musik können bereits wahre Wunder bewirken.

Grundsätzlich sind die psychischen Entzugserscheinungen sowieso ein noch etwas größeres Thema als die körperlichen Entzugserscheinungen, weil diese deutlich länger anhalten und die Bewältigung etwas schwieriger ist. Es gibt viele verschiedene psychische Gründe, warum man in Situationen zu einer Zigarette greift. Hier kann es helfen, sich diese Situationen, in denen genau das Verlangen aufkommt, zu notieren und sich zu überlegen, was genau einem die Zigarette in der jeweiligen Situation gebracht hätte. Wenn Sie beispielsweise feststellen, dass Sie damit eine Unsicherheit überspielt hätten oder dann etwas hätten, woran Sie sich festhalten können, gilt es, alternative Verhaltensweisen zu entwickeln. Stattdessen können Sie auch einfach die Hände verschränken oder sich in Pausen die Wasserflasche mitnehmen. So schlagen Sie direkt zwei Fliegen mit einer Klappe, da Sie sich selbst in dem Moment noch zusätzlich dazu animieren, mehr Wasser zu trinken.

Trauen Sie sich auch Ihr soziales Umfeld mit einzuweihen. So kann auch Motivation von außen kommen oder es haben wenigstens 2 Augen mehr im Blick, wann Ihre Willenskraft wackelt und Sie Unterstützung benötigen. Der Schlüssel zum Erfolg ist, ehrlich mit sich selbst zu sein und sich selbst realistisch zu betrachten. So haben Sie es nicht nur beim Rauchstopp einfacher, sondern können sich das Leben auch mit Entzugserscheinungen deutlich leichter gestalten.

Endlich rauchfrei

Auch wenn Sie sich an das Projekt begeben haben und sich noch in der Entzugsphase befinden, können Sie bereits von sich behaupten, dass Sie nicht mehr rauchen und allein das ist ein großer Meilenstein. In der rauchfreien Zone gibt es 3 wesentliche Zonen, die Sie durchlaufen, um letztendlich ein Nichtraucher zu werden. In der Aktionsphase vollziehen Sie bereits den Rauchstopp und erfahren die Entzugserscheinungen, die Ihnen beim Durchhalten Probleme bereiten könnten. Diese Phase hält im Durchschnitt 6 Monate an, weil die psychischen Entzugserscheinungen nicht von heute auf morgen verschwinden, sondern durch umstrukturiertes Verhalten, langsam abgewöhnt werden. In der Erhaltungsphase haben Sie das schlimmste bereits hinter sich und es fällt Ihnen deutlich leichter, auf das Rauchen zu verzichten. Achten Sie in dieser Phase trotzdem darauf, nicht erneut zu einer Zigarette zu greifen, weil Sie der Überzeugung sind, dass Sie nach dieser einen Zigarette mit Leichtigkeit wieder in das Nichtraucherleben starten können. Diese Phase dauert ungefähr 5 Jahre. Nach dieser Zeit können Sie sich ganz offiziell als Nichtraucher bezeichnen. Idealerweise sind Sie dann überzeugt davon, nicht mehr rückfällig zu werden und die Versuchung wieder in das alte Raucherleben überzugehen, stellt für Sie so gut wie kein Problem dar.

Alternativen zur Zigarette

Sie haben bereits gelernt, dass es zwei verschiedene Wege gibt, um das Nikotin dem Körper zu entziehen. Entweder hören Sie von jetzt auf gleich komplett auf oder Sie schleichen das Nikotin aus. Hierbei geht es aber nicht darum, immer weniger Zigaretten zu rauchen. So tut sich in der Zeit nämlich nichts bei der psychischen Abhängigkeit und Sie kämpfen doppelt so lange. Um diesen Umstand zu umgehen, gibt es verschiedene Möglichkeiten der Heilung, verschiedene Beratungsangebote für Süchte und auch Ersatzprodukte, mit denen man das Nikotin zwar ausschleicht, aber gleichzeitig die psychische Abhängigkeit noch nicht weiter befeuert.

Zigarettenersatz

Da die Zigarettensucht so allgegenwärtig ist und schon sehr lange besteht, gibt es inzwischen eine große Bandbreite von Ersatzprodukten, die Nikotin enthalten und vom Verbraucher ganz individuell gewählt werden können. Die sogenannten Nikotinersatzpräparate gibt es beispielsweise in Form von Kaugummis, Pflastern oder Sprays. Hierbei gilt aber immer, dass Sie diese ohne die vorherige Beratung des Hausarztes nicht auf eigene Faust einsetzen sollten. Bei jeder Produktanwendung gibt es Vorteile und Nachteile und gewisse Unterschiede, welche man kennen sollte, bevor man sich für die passende Variante entscheidet.

Einerseits besteht die Möglichkeit, mit Nikotinpflastern zu arbeiten. Die Vorteile hier sind, dass die Wirkung für 24 Stunden anhält und diese frei dosierbar sind, jedoch ist diese Methode im Vergleich zu anderen auch etwas teurer. Bei den meisten Nikotinpflastern gibt es unterschiedliche Abstufungen, die sich für unterschiedliche Arten von Rauchern eignen. Bei Nicotinell oder Nicorette ist Stufe 1 beispielsweise für Raucher von bis zu 20 Zigaretten täglich geeignet. Stufe 2 hingegen sollten nur Raucher verwenden, die mehr als 20 Zigaretten täglich rauchen. Zwischen den Herstellern gibt es auch unterschiedliche Dosierungen des Nikotins. Nicofrenon enthält pro Pflaster zum Vergleich 35 Milligramm Nikotin und hat damit die vergleichsweise höchste Dosierung. Diese Sorte eignet sich also besonders für starke Raucher. Nicotinell hat stattdessen nur die Hälfte an Nikotin enthalten. Eine Packung mit 14 Pflastern kostet circa um die 35€. Die teuersten Nikotinpflaster hier sind die von Niquitin für 25€ pro 7 Pflaster.

Wenn Sie die Variante der Nikotinkaugummis wählen, kommen Sie hier günstiger weg als bei den Pflastern. Außerdem hat der Mund dann eine Beschäftigung. Der Nachteil der Kaugummis ist, dass diese stündlich eingenommen werden müssen. Hier ist es außerdem so, dass das Nikotin direkt komplett freigesetzt wird und die Wirkung dementsprechend auch nur begrenzt lange anhält. Bei den Nikotinpflastern wird das Nikotin hingegen gleichmäßig über den Tag verteilt abgegeben. So entstehen keine so großen Schwankungen in der Dosierung und es ist einfacher, gegen das zusätzliche Rauchverlangen anzukämpfen. Die Kaugummis eignen sich außerdem unabhängig von der Marke grundsätzlich für alle Menschen, die um die 20 bis 30 Zigaretten am Tag rauchen. Ein Kaugummi enthält dabei immer um die 2 Milligramm Nikotin. Bei den Kaugummis müssen Sie wie bei den Zigaretten auch etwas auf die Zusatzstoffe achten. Von Stiftung Warentest als sehr gut befundene Kaugummisorten enthalten diese Zusatzstoffe nicht, jedoch kann es auch unter den Kaugummis Hersteller geben, die Zusatzstoffe beimischen, um die Wirkung des Nikotins zu intensivieren. Die Preise für eine Packung der Nikotinkaugummis fängt ungefähr bei 7€ an und kann

sich je nach Hersteller und Packungsgröße noch erhöhen.

Zusätzlich zu den Pflastern oder Kaugummis gibt es
auch Lutschtabletten, die genauso wie die Kaugummis günstig sind und den Mund beschäftigen. Auch
hier muss man die Lutschtabletten aber wie die Kaugummis stündlich einnehmen, was bei den Pflastern
nicht nötig ist. Hersteller geben an, dass die Lutschtabletten für Raucher geeignet sind, die grundsätzlich weniger als 30 Zigaretten am Tag rauchen. Der
Preis für Packungen mit 15 Lutschtabletten beginnt
bei 7€ und steigert sich auch hier entsprechend der
Marke und Packungsgröße.

Neben den drei schon genannten Optionen gibt es
für Raucher zur Entwöhnung ebenso die Möglichkeit, auf einen Inhalator zurückzugreifen. Die beiden unschlagbaren Vorteile hier sind, dass das ursprüngliche Rauchgefühl beibehalten wird und der
Inhalator auch frei dosierbar ist. Ein Inhalator ist
aber teuer und der Patronenverbrauch ist verhältnismäßig hoch. Besonders die typische Rauchbewe-
gung zum Mund und das Einatmen eines Aerosols
wird durch den Inhalator imitiert und damit dem
psychischen Drang, eine Zigarette zu rauchen, ent-
gegengewirkt. Der Inhalator besteht aus einem
Mundstück mit einer einzusetzenden Patrone, welche ausgewechselt werden kann. Indem Sie an dem
Mundstück saugen, nehmen Sie das Nikotin auf und
dieses wird dann durch die Rachen- und Mund-
schleimhaut aufgenommen. Die meisten Inhalato-
ren sind für Raucher mit einem Tagesverbrauch von

20 bis zu 30 Zigaretten vorgesehen. Zusätzlich ist der Inhalator auch ein gutes Ersatzprodukt für alle, die vorher nicht besonders viel geraucht haben. Gelegenheitsraucher, die trotzdem abhängig sind, finden hier also auch Gehör. Eine Patrone ist grundsätzlich auf ungefähr 7 Anwendungen ausgelegt und mit 15 Milligramm Nikotin dosiert. Hier kann man die Intensität der Nutzung so variieren, dass man auch durchaus länger durchhält, bevor man das nächste Mal zum Inhalator greift.

Das Nikotinspray ist genauso frei dosierbar. Hier besteht die Besonderheit, dass es mit anderen Produkten kombinierbar ist. Dafür ist es aber preislich ungefähr in derselben Kategorie wie der Inhalator. Das Spray wird individuell und je nach Bedarf dosiert, wobei ein Sprühstoß ungefähr ein Milligramm Nikotin enthält. Auch wenn sich das nach wenig anhört, wurde die Wirkung des Sprays wissenschaftlich belegt und eignet sich auch trotz niedrigerer Dosierung genauso wie alle anderen Nikotinersatzprodukte.

Neben den Ersatzprodukten, die alle ohne eine Rezeptpflicht auskommen, gibt es bei extremer Abhängigkeit auch rezeptpflichtige Medikamente, die ähnlich wirken und Ihnen von Ihrem Arzt verschrieben werden können.

Es wurde bereits wissenschaftlich bewiesen, dass die meisten Raucher erfolgreicher bei der Rauchentwöhnung sind, wenn diese nicht abrupt aufhören, sondern mit Ersatzprodukten im Rahmen einer Verhaltenstherapie arbeiten. Die Wirkung dieser Produkte ist bei allen hier aufgeführten Varianten belegt. Welches Produkt nun am besten zu Ihnen persönlich passt, erfahren Sie durch die detaillierte obere Beschreibung dieser. Wenn Sie nur ein Gelegenheitsraucher sind, eignen sich Inhalator, Spray und Kaugummi besonders gut. Bei einem höheren Konsum würde sich das Pflaster anbieten. Dieses ist im Gegensatz zu allen anderen Ersatzprodukten am längsten wirksam und Sie müssen sich am wenigsten darum kümmern. Das Pflaster wirkt gleichmäßig für 24 Stunden und verhindert dadurch größere Schwankungen im Suchtverlangen. Bei den anderen Varianten ist eine stündliche Einnahme oder eine Einnahme bei Bedarf von Nöten. Hier gibt es größere Schwankungen bei der Nikotinkonzentration im Körper, welche sich bei falscher Anwendung negativ auf die Rauchentwöhnung auswirken könnte. Außerdem sollte mit dem Inhalator vorsichtig umgegangen werden. Sie haben bereits gelernt, dass die psychische Entwöhnung des Rauchens deutlich länger dauert und auch schwerer ist als die körperliche Entwöhnung, welche nur ein paar Tage anhalten würde. Dadurch, dass Sie das originale Rachegefühl mit dem Inhalator imitieren, ist es sehr viel schwerer das Rauchen vor psychischem Hintergrund abzugewöhnen. So würden Sie wahrscheinlich in den eigentlichen raucherpausen zum Inhalator greifen und werden sich nicht früh genug daran gewöhnen, diese Bewegung und das Inhalationsgefühl nicht mehr zu haben. Achten Sie beim Kauf von Ersatzprodukten außerdem grundsätzlich auf die Inhaltsstoffe und kaufen Sie keine Produkte mit zusätzlichen Stoffen. Diese sollen die körperliche Wirkung nur verstärken. So könnte es am Ende passieren, dass Sie zwar nicht mehr rauchen, dann aber stattdessen von Ihrem Ersatzprodukt süchtig geworden sind. Dieser Umstand ist auch nicht ideal, weil es sich bei Nikotin immer noch um ein Gift handelt und die Entwöhnung dann niemals wirklich stattfinden kann, auch wenn Sie sich psychisch vom Rauchen verabschiedet haben. Seien Sie also am besten ehrlich mit sich selbst, überlegen sich vorher ganz genau welche Art von Raucher Sie wirklich sind und nicht welche Sie sein wollen und wählen Ihr Nikotinersatzprodukt dementsprechend aus.

Alternative Heilmethoden

Wenn Sie dem Nikotin nun doch konsequent und allumfänglich den Kampf ansagen wollen, können Sie neben der Verhaltenstherapie in Kombination mit Nikotinentwöhnung auch noch andere Heilmethoden wählen. Alternative Methoden können einerseits tatsächlich eine Wirkung hervorrufen, andererseits basieren manche Ansätze aber auch auf dem Placeboeffekt. So helfen Sie dem Süchtigen trotzdem, von der Zigarette und dem Nikotin loszukommen, rufen aber keine direkt nachweisbare Wirkung hervor. Für die Wirkung mancher Methoden ist es also sehr entscheidend, dass Sie wirklich fest davon überzeugt sind, dass Ihre persönlich gewählte Herangehensweise helfen kann und helfen wird.

Eine besonders weit verbreitete alternative Heilmethode ist die Akupunktur. Diese Heilmethode wird schon seit Tausenden von Jahren für alle möglichen Problematiken und Behandlungsfelder angewandt und kommt ursprünglich aus der traditionellen chinesischen Heilmedizin. Auch wenn das Wissen bereits im Mittelalter nach Europa gelangte, bedienen sich noch heutzutage viele Heilpraktiker und Ärzte dieser Methode, um diverse Baustellen des Körpers verstummen zu lassen. Bei dieser Technik werden ganz feine Nadeln an bestimmten Punkten des Körpers eingestochen, um Krankheitssymptome zu lindern oder sogar zu heilen. Bei der Akupunktur zur Rauchentwöhnung fokussiert man sich vor allem auf das Ohr. Die Ohrakupunktur wurde in den

60ern von einem Neurochirurgen in Hongkong entdeckt und seitdem häufig praktiziert. Das Stimulieren der Ohren mit den Akupunkturnadeln an ganz bestimmten Stellen sorgt dafür, dass das allgemeine Suchtverlangen für süchtig machende Stoffe jeglicher Art, eingedämmt werden kann. Hierfür gibt es am Ohr bestimmte Reflexzonen, welche Anti-Sucht-Punkte genannt werden und der Ort sind, wo die Nadeln teilweise für mehrere tage verbleiben. Hier gibt es keine allgemeingültige Zeitspanne bis zur Wirkung. Die Akupunktur kann Ihre Wirkung bereits nach Stunden zeigen oder auch erst nach Tagen. Dadurch, dass durch diese spezielle Methode der Akupunktur gezielt Nervosität und Unruhe abgebaut werden, stellt sich eine Ausgeglichenheit ein, die dann auch auf das Suchtverlangen einwirkt. Durch die generelle Verminderung von Suchtempfinden geben Heilpraktiker auch an, dass es bei der Rauchentwöhnung dann weniger häufig zur Gewichtszunahme kommt, weil kein Heißhunger entsteht. Es muss aber dazu gesagt werden, dass die Wirkung der Ohr-Akupunktur auf das Suchtverhalten der Menschen bisher nicht wissenschaftlich belegt werden konnte.

Die sogenannte Nichtraucher-Spritze ist eine beliebte Ergänzung zur sowieso schon stattfindenden Akupunktur. Die genaue Zusammensetzung der Rauchfrei-Spritze ist nicht bekannt. Diese Methode wurde vor einigen Jahrzehnten in Frankreich entwickelt und seitdem werden auch die Inhaltsstoffe geheim gehalten. Man vermutet, dass es sich um eine

Mischung von homöopathischen Mitteln handelt und auch Nikotin als Ersatzstoff enthalten ist. Diese Methode ist ebenfalls nicht in Ihrer Wirksamkeit belegt. Laut Berichten gibt es eine Erfolgsquote von fast 80%, jedoch auch vergleichsweise hohe Rückfahlzahlen unter den Behandelten. Die Spritze kostet um die 90€ und muss oft selbst bezahlt werden. Es kann aber auch sein, dass Teilkosten von der Krankenkasse übernommen werden, wenn die Spritze im Rahmen einer Verhaltenstherapie zur Rauchentwöhnung verabreicht wird. Der Vorteil der Spritze und der Akupunktur ist aber auf jeden Fall, dass die psychische Entwöhnung von der Zigarette stark unterstützt wird. Die Substanz der Spritze wird in die mittlere Hautschicht gespritzt und das an charakteristischen Akupunkturstellen. Hier vermutet man eine kombinierte Wirkung aus angewandter Akupunktur und Wirkstoff der Spritze.

Auch die Hypnose ist neben der Akupunktur eine sehr beliebte Methode, um die ungesunden Verhaltensweisen endlich loszuwerden. Historisch gesehen ist die Hypnose sogar zu den ältesten medizinischen Ansätzen zuzuordnen und wird genauso wie die Akupunktur auch heute in diversen Bereichen eingesetzt. Die Hypnose zielt vor allem darauf ab, das Verhalten oder die Sichtweise auf etwas zu verändern. Herbeigeführt wird diese Veränderung dadurch, dass der Hypnotiseur eine Trance hervorruft, während sich der Behandelte problematischen Erfahrungen entgegenstellt und diese unter Anleitung des Hypnotiseurs bewältigt und diese mental aus dem Weg geräumt werden. Es gibt noch keine Forschungsergebnisse dazu, was bei einer Hypnose genau im Körper passiert. Zur Rauchentwöhnung stellt man sich persönlich bei einem entsprechend ausgebildeten Therapeuten vor, mit dem man im Einführungsgespräch genauer klärt, wie das eigene Rauchverhalten ist. Während der Hypnose ist dem Therapeuten ein Zugang zu Ihrem Unterbewusstsein möglich. Diesen Zugang nutzt der Therapeut, um mithilfe von bestimmten Impulsen zukünftige Verhaltensweisen und Einstellungen zu beeinflussen. Bisher konnte man feststellen, dass die Gehirnareale, welche für Planung und Denken verantwortlich sind an Aktivität verlieren und andere Gehirnareale für Visualisierung, Ich-Gefühl und Aufmerksamkeit eine verstärkte Aktivität zeigen. Während der Trance setzt der Therapeut dann suchtvermindernde Impulse und gibt Ihnen gleichzeitig hilfreiche Strategien zur Rauchentwöhnung an die Hand. Es ist üblich, dass eine Sitzung nicht reicht und die Hypnose in mehreren Sitzungen durchgeführt wird. Dazu werden Ihnen mehrere Übungen vermittelt, die Sie auch zuhause parallel durchführen. Aktuell stuft man die Wirkung der Hypnose als ausreichend bestätigt ein. Die Meinung aus Studien ist hier aber widersprüchlich, weil manche Studien die Wirkung belegen und andere zu dem Ergebnis kommen, dass der Hypnose keinerlei Wirksamkeit zugesprochen werden kann.

Anlaufstellen für Suchtberatung

Falls Sie durch diese ganzen Informationen noch etwas überfordert sind oder nicht richtig wissen, wo Sie anfangen sollen, gibt es Anlaufstellen, die Sie als ersten Schritt kontaktieren können, um dann mit Unterstützung Ihren persönlichen Weg in ein rauchfreies Leben zu planen. Speziell für Nikotin können Sie sich über das Internet für Erwachsene an www.rauchfrei-info.de und für Jugendliche an www.rauch-frei.info wenden. Hier gibt es nähere Informationen zu Ausstiegsprogrammen, eine Community zum Austausch, nähere Informationen und individuelle Beratung. Außerdem können Sie sich auch telefonisch an die BZgA-Telefonberatung zur Rauchentwöhnung wenden. Die Telefonnummer lautet 01805 – 313131 und ist von Montag bis Donnerstag jeweils von 10 bis 22 Uhr und Freitag bis Sonntag von 10 bis 18 Uhr erreichbar. Weiterführende Informationen finden Sie außerdem auf der dazugehörigen Internetseite www.bzga.de. Zusätzlich dazu gibt es das Rauchertelefon des Deutschen Krebsforschungsinstitutes, welches auch über die Internetseite www.rauchertelefon.de zu erreichen ist. Die Telefonnummer lautet 06221 – 424200 und ist von Montag bis Freitag jeweils von 14 bis 18 Uhr zugänglich. Allgemeine Informationen zu Sucht finden Sie auf der Internetseite der Bundeszentrale für gesundheitliche Aufklärung unter www.bzga.de und auch bei der deutschen Hauptstelle für Suchtfragen unter www.dhs.de. Da Sucht ein sehr großes Thema ist, wurde ein eigener Themenbereich für Sucht vom Bundesministerium für Gesundheit entwickelt, welchen Sie unter www.bmg.bund.de finden. Der Fachverband Sucht unter www.sucht.de kümmert sich zusätzlich um Gutachten, Fachinformationen und ähnliches. Bei jüngeren Lesern empfiehlt sich außerdem die Anlaufstelle Erwachsene Kinder von Suchtkranken Eltern und Erziehern Interessengemeinschaft e.V. unter www.eksev.org. Grundsätzlich können Sie sich auch jederzeit an Ihren Hausarzt wenden, welcher mit Ihnen das weitere Vorgehen bespricht und Ihnen bei Bedarf die passenden Überweisungen zu Fachärzten oder Verhaltenstherapeuten ausstellt.

Der Schritt in ein gesünderes Leben

Nachdem Sie sich nun erfolgreich durch diesen Ratgeber gearbeitet und sich eine ganze Menge an nützlichem Wissen angeeignet haben, können Sie nun hoffentlich besser nachvollziehen, welche Vorgänge beim Rauchen in Ihrem Körper ablaufen und was für große Auswirkungen dieses Verhalten in Wahrheit hat. Die eine Zigarette in der Pause wirkt sehr viel harmloser, als sie ist, und wird jedem Menschen ausnahmslos irgendwann zum Verhängnis. Dadurch, dass Sie gelernt haben, wie der Körper auf das Rauchen reagiert und welche gesundheitlichen Folgen das nach sich ziehen kann, überlegen Sie sich beim nächsten Rauchen womöglich dreimal, ob Sie das nun wirklich tun wollen. Außerdem haben Sie einen Einblick darüber bekommen, in wie vielen weiteren Aspekten des Lebens das Rauchen faktisch nur Nachteile mit sich bringt. Mithilfe von aktuellen Zahlen und Daten konnten Sie sich ein besseres Bild über den Tabakmarkt machen und verstehen durch die genauere Erläuterung der Zusatzstoffe in Zigaretten besser, dass alles, was Sie beim Rauchen inhalieren, eigentlich keineswegs zum Verzehr geeignet ist. Die Zusatzstoffe haben nur den Zweck das Raucherlebnis zu verbessern und in chemischer Hinsicht für eine noch stärkere Abhängigkeit zu sorgen. Sie wissen genauer, wie Sie ihre Lebensqualität verschlechtern und Ihre Lebenszeit in Zukunft oder auch im Hier und Jetzt verkürzen. Neben all diesen Erkenntnissen wissen Sie aber auch nun, wie der erfolgreiche Weg in ein rauchfreies Leben aussieht, wie Sie das Projekt am besten angehen und welche verschiedenen Möglichkeiten der Unterstützung es für Sie gibt. Auch bei der Bekämpfung von Entzugssymptomen können Sie auf eine Reihe von neuen Informationen zurückgreifen und die für Sie beste finden. Alles was Ihnen noch fehlt, um ein gesünderes Leben zu starten und mit Ihrem eigenen Geist und Körper buchstäblich wieder mehr im Reinen zu sein, ist der erste Schritt auf diesem Weg. Mit diesem Ratgeber und Ihrem neu gewonnen Wissen im Gepäck sind Sie mehr als gut gewappnet, um diesen Weg zu beschreiten und sich die Kontrolle über Ihr körperliches und geistiges Verlangen wieder zurückzuholen. Die Tage, in denen die Nikotinsucht Ihr Leben bestimmt hat, können der Vergangenheit angehören. Der Einzige, der jemals über Sie bestimmen sollte, sind Sie selbst. Holen Sie sich dieses Recht zurück und fangen Sie noch heute an. Viel Spaß und Erfolg!

Schlusswort

Danke, dass Sie sich für mein Buch entschieden haben.

Ich würde mich über eine Bewertung freuen.

Bei Fragen oder Anregungen, kontaktieren Sie mich gerne per E-Mail an:

onlinehandel.richter@gmail.com

Über den Autor

Jozef Tesarik wurde 1995 in Bratislava geboren und übersiedelte im Alter von 5 Jahren zusammen mit seinen Eltern nach Hamburg, wo sein Vater eine Stelle an der Universitätsklinik annahm. In eine Medizinerfamilie geboren begann Tesarik sich früh für die Gesundheit der Menschen zu interessieren, beschäftigt sich außerdem mit ganzheitlichen Heilmethoden und studiert Medizin an der Universität Wien. Tesarik veröffentlicht unter seinem Pseudonym regelmäßig wissenschaftliche Ratgeber zu aktuellen, medizinischen Themen.

Haftungsausschluss

Die Umsetzung aller enthaltenen Informationen, Anleitungen und Strategien dieses Werkes erfolgt auf eigenes Risiko. Für etwaige Schäden jeglicher Art kann der Autor aus keinem Rechtsgrund eine Haftung übernehmen. Für Schäden materieller oder ideeller Art, die durch die Nutzung oder Nichtnutzung der Informationen bzw. durch die Nutzung fehlerhafter und/oder unvollständiger Informationen verursacht wurden, sind Haftungsansprüche gegen den Autor grundsätzlich ausgeschlossen. Ausgeschlossen sind daher auch jegliche Rechts- und Schadensersatzansprüche. Dieses Werk wurde mit größter Sorgfalt nach bestem Wissen und Gewissen erarbeitet und niedergeschrieben. Für die Aktualität, Vollständigkeit und Qualität der Informationen übernimmt der Autor jedoch keinerlei Gewähr. Auch können Druckfehler und Falschinformationen nicht vollständig ausgeschlossen werden. Für fehlerhafte Angaben vom Autor kann keine juristische Verantwortung sowie Haftung in irgendeiner Form übernommen werden.

Urheberrecht

Impressum